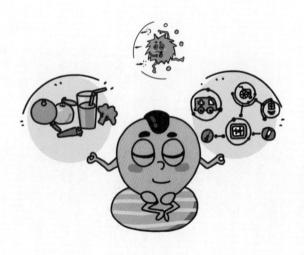

·季加孚·　　·张 宁·　　　肿瘤科普百科丛书
总主编　　执行总主编

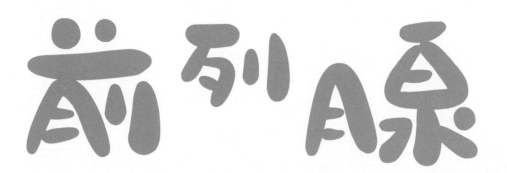

前列腺癌

主　编　张　宁
副主编　龚　侃　徐　涛
编　者（按姓氏笔画排序）
　　　　王　力　长治市人民医院
　　　　王子欣　北京大学第一医院
　　　　瓦斯里江·瓦哈甫　中国医学科学院肿瘤医院
　　　　邓小虎　克拉玛依市人民医院（克拉玛依市中医医院）
　　　　刘铁柱　大庆石油总医院
　　　　吴栗洋　首都医科大学附属北京朝阳医院
　　　　张　宁　首都医科大学附属北京安贞医院
　　　　赵　强　北京大学肿瘤医院
　　　　洪保安　北京大学肿瘤医院
　　　　徐　涛　北京大学人民医院
　　　　龚　侃　北京大学第一医院
　　　　焦守恕　香港同昕生物
秘　书　赵　强　北京大学肿瘤医院

人民卫生出版社
·北　京·

《肿瘤科普百科丛书》编写委员会

序

　　健康是促进人全面发展的必然要求，是经济社会发展的基础条件，是民族昌盛和国家富强的重要标志。人们常把健康比作1，事业、家庭、名誉、财富等就是1后面的0，人生圆满全系于1的稳固。目前我国卫生健康事业长足发展，居民主要健康指标总体优于其他中高收入国家平均水平，健康中国占据着优先发展的战略地位。但随着工业化、城镇化、人口老龄化进程加快，中国居民生产生活方式和疾病谱不断发生变化。心脑血管疾病、癌症、慢性呼吸系统疾病、糖尿病等慢性非传染性疾病导致的死亡人数占总死亡人数的88%，这些疾病负担占疾病总负担的70%以上。了解防控和初步处理这些疾病的知识，毋庸置疑，会降低这些疾病的发生率和死亡率，会降低由这些疾病导致的巨大负担。

　　我国人口众多，人均受教育水平较低，公众的健康素养存在很大的城乡差别、地区差别、职业差别，因此公众整体的健康素养水平较低。居民健康知识知晓率低，吸烟、过量饮酒、缺乏锻炼、不合理膳食等不健康生活方式比较普遍，由此引起的疾病问题日益突出。《"健康中国2030"规划纲要》中指出，需要坚持预防为主，深入开展爱国卫生运动，倡导健康文明生活方式，预防控制重大疾病。这是健康中国战略的重要一环，需要将医学知识、健康知识用公众易于理解、接受和参与的方式进行普及。这种普及必须运用社会化、群众化和经常化的科普方式，充分利用现代社会的多种信息传播媒体，不失时机地广泛渗透到各种社会活动之中，才能更有效地助力健康中国战略。

　　据统计，中国每天有1万人确诊癌症，癌症是影响人民身体健康的重要杀手之一。在众多活跃于肿瘤临床一线、热衷于为人民健康付出的专家们的支持和努力下，通过多次研讨，我们撰写了这套《肿瘤科普百科丛书》，它涵盖了我国最常见的肿瘤。我们在吸取类似科普读物优点的基础上，不单纯以疾病分类为纲要介绍，还以患者对不同疾病最关心的问题为中心进行介绍。同时辅以更加通俗的语言和图画，描述一个器官相关的健康、保健知识，不但可以使"白丁"启蒙，还可以使初步了解癌症知识的人提高水平。

最后，在此我衷心感谢每一位主编和编委的支持和努力，感谢每位专家在繁忙的工作之余，仍然为使患者最终获益的共同目标而努力，也希望该丛书能够助力健康中国行动。

季加孚

北京大学肿瘤医院　北京市肿瘤防治研究所

2022 年 4 月

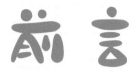

前　言

　　前列腺癌是严重影响男性健康的疾病，尤其是近年来其发病率在我国不断攀升，已排在我国男性恶性肿瘤的第六位，使我们不得不越来越重视它。与欧美国家初始诊断时局限性前列腺癌居多（90%）不同，我国前列腺癌患者初诊时转移者居多，在不同的统计报告中，最高报道初诊转移性前列腺癌患者占76%。这导致我国前列腺癌患者总体5年生存率不高。这种诊断的延误，与我国人民对该病了解不足，对其危害认识不够，以及体检不及时密切相关。此外，这也与前列腺虽然重要但其位置和功能不像心脏和肺那样为人所熟知有关。虽然目前国内相关的前列腺癌专业书籍很多，但是专业术语繁多，使非专业人士很难读懂。这就需要通过科普，也就是以浅显的、通俗易懂的方式让公众了解前列腺癌，改变公众对前列腺癌的了解状况。

　　为了使广大非专业人群了解前列腺的位置、功能、可能罹患的疾病；帮助人们认识前列腺癌，掌握前列腺癌相关知识，便于高危人群早期发现前列腺癌；帮助罹患前列腺癌的患者了解前列腺癌的整体诊治状态，避免贻误治疗时机或过度治疗；通过分析发生前列腺癌的原因，发现预防和延迟前列腺癌发生的方法，我们撰写了本书。希望能够通过本书，使普通人对前列腺和前列腺癌有一个初步了解，希望阅读本书的人，能够远离前列腺癌或远离前列腺癌所带来的苦恼。

　　最后，在此我衷心感谢每一位编者的支持和努力，感谢每位编者在繁忙的工作之余，仍然为公众健康的共同目标而努力。

张　宁

首都医科大学附属北京安贞医院

2022 年 4 月

目 录

一、什么是前列腺

古人云"一夫当关，万夫莫开"，形容一人把守关口，万人无法攻入，充分表明此位置的重要性。在男性的体内恰恰存在这样一处战略要地，它不仅会影响男性日常的生活质量，而且与传宗接代也密切相关。前列腺，一个既熟悉又陌生的名词，很多男性做常规体检或有难言之隐去医院就诊时都会听到临床医生提到它，并针对它做一系列检查化验。但它与我们的鼻子、耳朵、眼睛等器官又不一样，因为大家既看不见也无法直接摸到它。因此，它显得格外神秘，大家不禁会问这是人体内什么样的一个器官？它长在哪里？长得像什么样子？又发挥什么样的功能？接下来我们带大家一起认识这个神秘的"生命腺"！

（一）前列腺及其毗邻的器官

1. 走近前列腺

前列腺是男性特有的重要器官，每个健康男性只有一个前列腺，它位于盆腔的深处，在人体外表看不见。为什么说"一夫当关，万夫莫开"呢，因为它位于膀胱的出口，下面连接着尿道，是排尿的"咽喉要地"。当临床中考虑前列腺出现问题时，专业的泌尿外科医生可以发动"一指神"的功夫，通过患者肛门摸到前列腺，检查它的大小、形状、质地和是否疼痛等，可以初步明确前列腺有什么问题，从而帮助诊断，指导临床治疗。

2. 前列腺位于人体的什么位置

人到老年，前列腺问题是一个无法回避的话题。前列腺到底在哪里呢？

由于从人体表面看不见它的真面目，因此它总是让人感觉一头雾水。从医学专业的角度来说，前列腺位于男性盆腔深处，也就是大家能自己摸到的肛门与阴囊之间那块位置的深处。更易理解的定位方法，骑自行车时，坐在车座上，正上方位置的深处就是大家苦苦寻找的前列腺的位置。从专业角度说，前列腺前为耻骨，后为直肠，上为膀胱，下为尿道，左右为盆底肌肉。前列腺"蜗居"在一个十分狭窄的空间里，虽然周围很拥挤，但其还是默默地坚守在自己的岗位上，发挥着重要作用。

3. 前列腺长得像什么样子

人体是十分奇妙的，很多脏器的形状结构在日常生活中都能找到对应的类似物。例如人体的大脑如同核桃、肾脏如同蚕豆。正常前列腺形似一颗大板栗，底部朝上，尖部朝下。但前列腺的形状并不是保持一成不变的，当前列腺增生严重时，前列腺体积会变大，形状会发生变化，并向膀胱内凸出；当前列腺恶性肿瘤进展时，前列腺的形状可能会随着肿瘤的进展出现不规则变化，改变原有的形状。

4. 前列腺的大小会变化吗

一般情况下，前列腺如同一颗大板栗，重量为 10~20g。但是，人的身高、体重、年龄不同，前列腺的大小和长相也存在一定的差异。儿时的前列腺尚未发育，体积很小；性成熟期，随着男性的"荷尔蒙"大量分泌会促使前列腺迅速生长；老年期易出现前列腺肥大。所以在体检时，有的报告会说前列腺增生了、肥大了，其实并不见得都是病态，只有在前列腺肥大或增生引起排尿费劲，尿的次数比以前明显增多，憋不住尿、尿裤子，排尿滴滴答答排不尽和起夜排尿次数增多等情况时才算是疾病。随着年龄的增长，在男性雄激素［主要由睾丸（俗称"蛋蛋"）分泌的激素］长期的滋养下，前列腺增生会更多见，这种增生又会根据来源不同表现为腺体的增生或是前列腺内纤维结缔组织的增生。所以，前列腺大小不仅存在人与人之间的差异，而且同一个人不同人生阶段其大小也会发生动态变化。当拿到前列腺超声报告时，如果发现自己的前列腺大小与标准的大小不完全一致并不需要慌张恐惧，因为前列腺的大小与疾病之间并不是直接关联的，需要将医院检查的客观结果与患者的主观感受结合起来进行综合评估。

5. 前列腺的内部构造是什么样子的

前列腺是一个立体的结构，它的内部构造并不容易想象和理解，如果简单地设想把前列腺这颗栗子按照它的长轴纵向切开，我们看到的平面结构如同一个办公室的平面规划图，可划分为不同的工作区，包括外周区、中央区、移行区、前纤维基质区和贯穿不同区的过道（尿道和射精管道）。或者把尿道比喻成一根铅笔，围绕铅笔，我们把不同颜色的橡皮泥捏在铅笔上，紧贴铅笔前方的是移行区，紧贴铅笔后方的是中央区，它们把铅笔包绕一圈，在铅笔前方、移行区外面是前纤维基质区，外周区则与它在一个水平，在侧方和后方包绕着移行区和中央区。正常情况下，不同区域的"工作人员"各司其职。前列腺的外周区容易发生前列腺癌问题，移行区容易出现前列腺增生问题，因此临床医生在拍影像片子时，会根据不同区域易发的问题进行重点关注。

6. 葫芦三兄弟——前列腺、膀胱、尿道

前列腺、膀胱和尿道三者组合在一起类似一个倒置的"葫芦"，膀胱是葫芦的大肚子，是一个空腔器官，用来收集储存尿液，大小随着尿液的多少伸缩可变；前列腺是葫芦的小肚子，但它是一个实性器官；尿道如同葫芦上的柄，它从前列腺内部穿过与膀胱的开口相连续。当膀胱里的尿液憋到一定程度时会流经前列腺内部的尿道并排出体外，如果膀胱、前列腺和尿道三者任意一个出现了问题，都会影响正常的排尿功能。

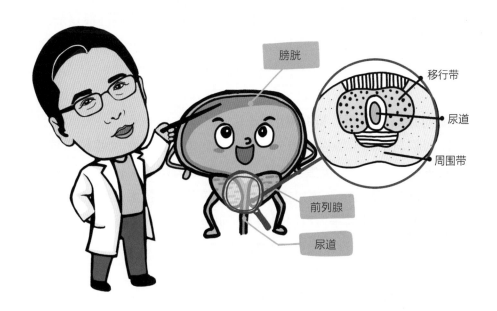

7. 前列腺和直肠是邻居

直肠与前列腺是住在一起的邻居，两家仅一墙之隔，前列腺的后方即为直肠。当前列腺的家里出现问题了，可以从邻居直肠的家里间接观察到。通过直肠指诊，可初步判断前列腺常见的疾病如前列腺增生、前列腺肿瘤等；通过按摩前列腺留取前列腺液进行化验检查；还可以借助 B 超的透视眼将细针穿透直肠家的墙壁获得前列腺的组织送病理检查。俗话说"城门失火，殃及池鱼"，由于前列腺与直肠两家密切的邻里关系，前列腺或直肠出现问题时会相互影响。例如，前列腺发炎可能会引起肛门的坠胀感；前列腺增生肥大时可能会压迫直肠引起便秘；前列腺或直肠手术的过程中，可能会损伤到隔壁的邻居。

8. 一对难兄难弟——前列腺与精囊腺

在前列腺外上方附着着两只"大耳朵"，它们就是精囊腺，精囊腺的排泄管道与左右侧输送精液的管道末端汇合形成射精管。在前列腺内的尿道后壁有个凸起的"小火山"，"火山口"就是射精管的开口。因此，精囊腺与前列腺两者通过射精管的牵线搭桥紧密联系。前列腺和精囊腺是一对难兄难弟，当前列腺发生炎症时，常会累及精囊腺而导致精囊炎，表现为射精兴奋后发现精液中带血，此时，患者心中的恐惧油然而生。精液中带血的病因很复杂，为查明原因，医生可能会选择从这个"火山口"进入一个内镜寻找具体精液中带血的原因。

9. 前列腺与"蛋蛋"同病相怜

前列腺与睾丸（俗称蛋蛋）并不是邻居的关系，前列腺位于身体深处，看不见摸不着，但蛋蛋位于阴囊内，能很清楚地摸到，正常成年人左右各一。虽然，两者在解剖学结构上没有必然的联系，但蛋蛋分泌的雄激素能够为前列腺的生长提供营养因子，可以说两者"同病相怜"，当蛋蛋丢失或功能丧失时，前列腺也会遭殃，出现不发育、萎缩和功能减退。

10. 前列腺是扼守膀胱出口的"门神"

前面已经描述了前列腺、膀胱、尿道葫芦三兄弟的结构关系，尿道从前列腺内部穿过，势必会受到前列腺的制约。当前列腺发生炎症水肿时会出现排尿不畅和隐私部位不适感；老年男性患者出现前列腺增生压迫尿道时，会出现排尿不痛快，尿线变细或分叉，上卫生间的次数明显增多而每次尿得量少，晚上起夜的次数也会增加并影响睡眠质量，有时喝酒或受凉了还会出现急性的排不出尿，不得不去医院急诊插尿管等。因此，前列腺在排尿过程中发挥着重要的作用，又被称为扼守膀胱出口的"门神"。

（二）前列腺的功能

1. 为什么前列腺很重要

前列腺作为男性重要的"生命腺"，虽然体积很小但在机体内发挥的功能可不能小瞧。它不但位于膀胱和尿道之间，紧紧包裹着尿道，决定着正常排尿过程，而且还具有非常重要的分泌功能。它分泌的前列腺液在射精过程中与精液混合，为精子营造良好的生存环境。除了为精子提供生存环境的前列腺液外，前列腺和精囊还可以在男性射精过程中通过收缩发挥动力泵的作用，加速精子的移动，有利于将其递送至女性生殖器官中，以便受孕。另一方面，前列腺内还有使普通雄激素变成超级雄激素的酶——5α-还原酶，它使睾酮变成双氢睾酮，而促进男性的发育，会刺激男性的性发育及生殖发育。此外，前列腺还会分泌很多种酶，比如淀粉酶、蛋白水解酶等，起到调节身体钙、铁等微量元素代谢的功能。所以，前列腺虽小，但意义重大。

2. 前列腺修炼的内功

前列腺是比较少见的具有内、外双重分泌功能的分泌腺，正所谓"内外兼修"。作为内分泌腺，前列腺能分泌一种重要的催化剂——5α-还原酶，可将原料睾酮加工转化为功能更强大的双氢睾酮。目前认为，双氢睾酮在良性前列腺增生的发病机制中起着重要的作用。既然找到了导致前列腺增生的罪魁祸首就好办了，科学家们针对5α-还原酶研究了抑制该酶活性的药物，没有了催化剂的作用会大大减少原料睾酮向双氢睾酮的转化，没有双氢睾酮的滋润，增生的前列腺组织会逐渐萎缩，咽喉要道逐渐打开，排尿不畅症状就改善了。

3. 前列腺的外分泌功能

前列腺是男性最大的附属性腺，它不仅修炼了内功，而且还具有外分泌功能。正常情况下每天分泌 0.5~2ml 较稀薄的乳白色液体。一部分前列腺炎患者晨起会发现内裤上有较多的分泌物，即所谓的"滴白"现象，这些分泌物就是前列腺炎症引起的异常分泌的前列腺液。前列腺液在射精时与精液混合，约占精液总量的 1/3，是精液的重要组成部分。它富含果酸和氨基酸，为精子的活动提供能量。此外，前列腺液中含有大量的枸橼酸、磷酸、钾、钠、镁、钙等物质，可使精液呈弱碱性，可缓和阴道内的酸性环境，提高精子的生存率和活力。

4. 前列腺在射精过程中发挥了助力作用

射精是一个复杂的过程。当男性达到性高潮时，输送精液的管道会发生协调的节律性收缩，好比传送带一样，促进精液的流动排出。此时，前列腺会分泌前列腺液与精液混合，同时前列腺内的平滑肌也会收缩起到助力的作用，促进精液通过尿道排出体外，完成整个射精过程。

5. 前列腺液的功能有哪些

前列腺液，顾名思义由前列腺分泌产生，小小前列腺分泌的前列腺液的功能可真不少。前列腺液的功能主要有：①促进受精卵的形成：前列腺液中含有多种蛋白分解酶，可帮助精子穿过重重屏障，使得精子和卵细胞顺利汇

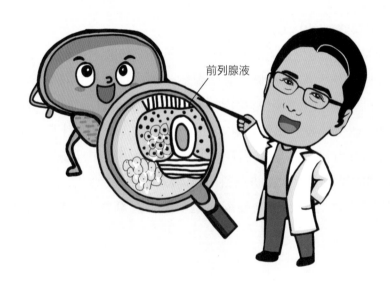

前列腺液

合，播下生命的种子。②激发精子的活力：前列腺液中的成分，能够使精子从中汲取营养，为其提供能量。③提高精子的成活率：前列腺液略偏碱性，可中和女性阴道中的酸性环境，减少酸性物质对精子的杀伤作用，提高其成活率。由此可见，前列腺不仅影响着男性日常的生活质量，同时与传宗接代也存在着密切联系。

6. 前列腺与性功能之间可以画等号吗

前列腺具有分泌前列腺液的功能而且在射精过程中发挥了助力作用，那前列腺与性功能之间的关系可以画等号吗？答案是否定的。前列腺出现问题并不代表就没有性功能了，同时前列腺正常并不能说明性功能肯定就很棒。男性性功能是一个复杂的生理过程，涉及各方面，诸如神经、精神因素，内分泌功能，性器官等，其中大脑司令部的性条件反射起着尤为重要的主导作用。由此可见，引起男性性功能障碍的原因是多方面的。在前列腺的两侧存在性神经的走行，当前列腺有病时，可能会蔓延，干扰周围的邻居，从而引起性功能异常如性欲亢进、勃起功能障碍或早泄等。

7. 没有前列腺可不可以有性生活

目前，前列腺癌的发病率明显升高，手术切掉肿瘤是治疗的重要方式。随着人们性观念的改变和对生活要求的不断提高，术后性功能能否保留是此类人群关注的重点之一。临床上，前列腺癌需行手术切除的患者，经常会问到术后是不是就没有性生活了？答案应该因人而异，每个人的病情不同。有时为了将肿瘤充分切除干净，需要将前列腺及周围的组织尽量切除，因而无法避免会损伤周围的性神经，可谓鱼和熊掌不可兼得。对于术前有强烈性生活需求的患者，可以根据肿瘤的生长情况，术中选择性地尝试行保留性神经的手术。对于丧失自主勃起功能的患者，还可以尝试安装辅助工具，帮助恢复性生活，改善生活质量。

（洪保安　刘铁柱）

二、小腺体，大问题

对于许多人来说，前列腺是一个非常模糊的概念，不像心、肺、胃肠、肝脏和肾脏一样，它好像对人并没有什么作用。但其实男性不能没有它。在这个小小的腺体上，有三类疾病会影响大多数男性的健康。幸运的是，我们对这三类疾病的认识还比较深入，目前均存在有效的治疗或缓解症状的方法。

前列腺癌：全世界男性最常见的癌症。

良性前列腺增生（benign prostatic hyperplasia，BPH）：男性最常见的良性肿瘤。

前列腺炎：前列腺疼痛综合征，男性最常见的尿路感染的原因。

一般男性了解到这个知识时往往伴随着痛苦的经历。因为患者只有出现了不可耐受的症状时才会关注到前列腺的存在。另一个更不好的消息是"前列腺疾病三兄弟"关系还比较好，被一个疾病盯上后，其他疾病也会出现（实际上一些前列腺癌就是患者在检查或治疗良性前列腺增生时被发现的）。

三兄弟症状特点各不相同，前列腺炎的症状出现突然，良性前列腺增生的排尿费力症状一般逐渐出现，而前列腺癌往往是体检时发现前列腺特异抗原（PSA）升高，或者是直肠指诊时发现肿块而被发现的。因为前列腺的三种疾病之间并不互相排斥，所以一个人可以同时患有不同的前列腺疾病。

······（一）前列腺癌······

1. 前列腺癌的发病率很高

前列腺癌是全世界男性最常见的癌症，发病率仅次于肺癌，世界范围内位居第二位。我国男性前列腺癌发病率不断升高，目前将近10万人口中，每年会有20个人发病，而且每年的发病率在逐步升高，目前位居我国男性癌症发病率的第五名。

2. 前列腺癌有没有症状

前列腺癌是一个"沉默的坏人"，疾病早期并没有什么特殊症状，所以规律体检、早期发现意义非常大。需要重点记住的是，当前列腺癌较小的时候，它是可以治愈的。而一旦出现排尿困难、排大便费力和骨痛等时，往往意味着肿瘤已经局部进展或远处转移。

3. 为什么前列腺癌症状少见

前列腺癌主要发生在前列腺外周带，就是前列腺的最外面，距离尿道远，主要向外面生长，侵犯前列腺周围组织，这就是前列腺癌早期很少有症状的原因，一般前列腺癌要长到很大时才会出现症状。

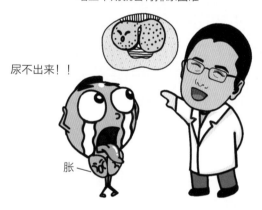

前列腺增生出现在前列腺的移行带，移行带包绕尿道，所以前列腺增生早期就会有排尿困难

尿不出来！！

胀

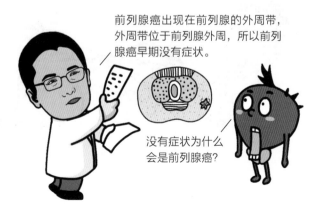

前列腺癌出现在前列腺的外周带，外周带位于前列腺外周，所以前列腺癌早期没有症状。

没有症状为什么会是前列腺癌？

4. 前列腺癌逃生四步法

当前列腺癌很小时是可以治愈的，但这个时候，前列腺癌一般不会引起什么症状。这也是为什么常规体检、常规检查血前列腺特异抗原（PSA）对于早期发现前列腺癌和治愈前列腺癌非常重要。在前列腺癌侵犯到包膜外之前，可以通过手术和放疗治愈该疾病。对于非常小的、生长缓慢的前列腺癌，甚至等待观察（严格观察疾病的进展）也是一种安全的选择。如果前列腺癌晚期时才被发现，它往往是一种致命性疾病。

目前治疗前列腺癌的方法比以往好了很多，很多前列腺癌患者可以被治愈，并且副作用不大。治疗晚期前列腺癌方面的进步也很大，很多药物可以阻止前列腺癌疾病的发展。我们最大的成功就是在前列腺癌患者死亡时虽然还伴随着前列腺癌，但是并不是死于该病。

前列腺癌逃生四步法：

（1）预防：避免发生前列腺癌，或者至少推迟前列腺癌的发生；

（2）早期诊断，应用敏感的检测和综合的方法分析结果，早期诊断和治愈前列腺癌；

（3）更好的局部治疗方法治愈前列腺癌，优化治疗效果，降低副作用；

（4）更好地控制前列腺癌的进展。

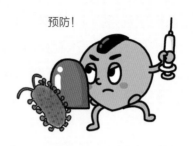

预防！

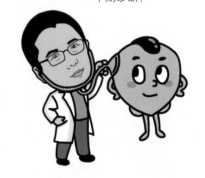

早期诊断！

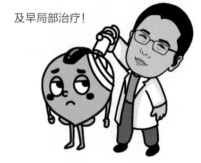

及早局部治疗！

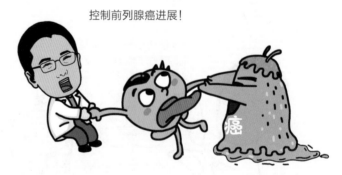

控制前列腺癌进展！

癌

（二）良性前列腺增生

良性前列腺增生（benign prostate hyperplasia，BPH）不都是病，前列腺大小与症状无关，即使前列腺很大，也不见得出现症状；相反，有些小前列腺，反而症状很重。为明确是否存在良性前列腺增生，是否需要处理，除对患者进行病史采集和常规体检外，有时候还需要进行一些特殊检查。

1. 良性前列腺增生的发病率

良性前列腺增生是男性最常见的疾病。一般来说，70% 的 70 岁以上男性会罹患该病，其中 1/4 需要接受治疗。

2. 良性前列腺增生是前列腺癌吗

良性前列腺增生不是前列腺癌，患有良性前列腺增生也不意味着会有更多的机会患前列腺癌。同样，也不会因良性前列腺增生而降低前列腺癌的发病风险。前列腺癌和良性前列腺增生完全是两种疾病。虽然都是在前列腺，但是这两种病发生的位置不同，所以症状也不同。前列腺外形看起来像是用做手工时用的不同橡皮泥摞起来的一样，实际上它是由不同腺体被压缩在一起形成的，所以前列腺有不同的分区。良性前列腺增生虽然可以长得很大，但是出生时前列腺该位置却非常小，我们叫移行区。移行区的环形组织环绕尿道生长，形成一个天然的环形组织、环绕尿道，而尿道是自然情况下尿液和精液通过的必经之路，发生良性前列腺增生时，组织在前列腺内部生长，朝向前列腺的尖端，也就是尿道往外的必经之路，使尿道狭窄，影响排尿，这就是良性前列腺增生症状出现早，容易被发现的原因。良性前列腺增生影响的人很多，但它不是癌症，目前治疗良性前列腺增生的方法也非常多，效果良好，大多数没有太多的副作用。

3. 良性前列腺增生的病因是什么

什么会引起良性前列腺增生？实际上的病因我们并不知道。我们只知道40 岁以后前列腺增生的可能性就越来越大。前列腺增生包括腺体和平滑肌的增生两部分，腺体会长成结节状。平滑肌包绕尿道，其作用是帮助把分泌物挤出尿道。科学家们认为，高龄男性的前列腺对睾酮更加敏感，所以会逐步产生良性前列腺增生。但实际上 40 岁以后，男性血浆中的睾酮浓度会降低，而雌激素的水平则保持不变。我们知道，即使是很低水平的雌激素，也会使睾酮的作用力更强，所以推测这种睾酮和雌激素分泌水平的不平衡也是导致前列腺增生的原因。另外，前列腺内部的生长因子会使得前列腺的平滑肌生长。

前列腺增生时细胞数量并不增多。在任何器官，细胞数决定于新生细胞数和死亡细胞数。良性前列腺增生实际上是新生细胞增多而细胞死亡变慢，也就是细胞生存的时间更长了。这可能是由一些细胞因子，改变了前列腺正常细胞的生长周期，使得前列腺细胞重返青春导致的。虽然这种增生不是恶性的，但确实与前列腺癌的发病原因有类似之处。所以了解如何更快地使良性前列腺细胞死亡，也会帮助发现治疗前列腺癌的方法。

4. 男性多大年龄需要注意良性前列腺增生

一般来说，40 岁以后，男性每年罹患良性前列腺增生的可能性就会提高。50 岁男性的发病率有 20%，60 岁男性的发病率有 60%，70 岁男性的发病率有 70%。

5. 良性前列腺增生是否治疗与症状有关

良性前列腺增生如果没有症状，不用关心，不用治。良性前列腺增生的患者中，1/4 会因存在排尿困难症状，最终必须接受药物或手术治疗。

6. 良性前列腺增生好治吗

在 20 世纪 90 年代以前，几乎没有什么药物可以有效地治疗良性前列腺增生，只有外科手术可以可靠地治愈良性前列腺增生，有症状的患者往往需要回家等待，如果必须要做手术了，再回到医院接受治疗。然而，近年来药物的发展可以有效地控制前列腺增生引起的症状，很多患者已经可以通过药物长期控制良性前列腺增生的症状。但是对于长期未经治疗且症状严重的患者，手术仍然是一种有效的治疗手段。

7. 良性前列腺增生与前列腺癌的区别是什么

增生与癌症不同，良性前列腺增生最重要的是良性两个字。良性前列腺增生长在前列腺移行带，包绕前列腺尿道，可能会很快引起一些不舒服的排尿症状。如果单纯增大，而不引起症状，则对人体无害，也不需要治疗。而癌症是恶性的，没有症状也需要治疗。

8. 良性前列腺增生会遗传吗

确实有有关良性前列腺增生遗传的报道。大约 7% 的良性前列腺增生患者发病与年龄无关，而可能与基因的改变有关。一个研究中报道了一例年轻男性，前列腺增生得非常大，通过调查，发现其家族中男性的前列腺增生率是正常男性的 4 倍。其兄弟们良性前列腺增生、需要药物和手术治疗的比例是正常人的 6 倍。了解这些患者的病因可能可以帮助我们更加深入地了解该病。

9. 良性前列腺增生为什么会影响男性的生活

良性前列腺增生如何产生症状，如何影响男性生活，这与前列腺增生的位置、形状、增生的组织类型及膀胱的情况等均有关系。

前列腺增生形成的小叶有三种排列方式：第一种是两侧叶增生，像三明治一样挤压尿道。这样在排尿时，前列腺仍然可以像双开门似的打开，排出尿液。所以虽然门口变小，但是一般排尿梗阻症状不重。第二种是中央叶增大。中央叶增大挡住了膀胱颈口。中央叶增大就像塞住瓶口的塞子，会造成严重的排尿梗阻症状。所以这类患者症状严重，一般都会去寻求医生的治疗。第三类是双侧叶和中央叶均肥大，在膀胱颈和尿道都造成梗阻。

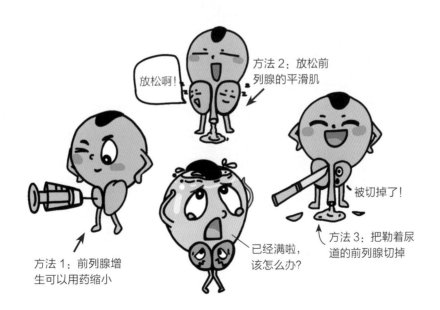

由于前列腺增生、挤压尿道，造成尿流率降低，患者经常出现排尿等待、尿急、突然的尿意，甚至可能会使患者在找到卫生间前出现排尿，经常感觉到尿不干净、膀胱胀满感，夜间休息不好，经常起床排尿。良性前列腺增生还可以造成尿路感染，甚至引起肾积水，导致膀胱功能和肾功能受损。其实前列腺增生造成尿道梗阻，就像逐渐拉紧脖子上的领带一样。初期，仅仅引起一些刺激症状，生活质量降低，患者还可以耐受。随着疾病进展，膀胱无法排空，膀胱和肾脏会逐渐受累，出现损伤，此时必须积极治疗。

10. 为什么良性前列腺增生可以没有症状

在疾病初期，因为膀胱收缩的力量可以克服前列腺增生引起的尿道狭窄，仍然可以使尿液排出，良性前列腺增生不容易被发现。但是随着疾病的进展，膀胱收缩力逐渐不足以克服尿道狭窄，而逐渐产生排尿困难症状并被发现。这时，膀胱壁增厚，容易产生激惹症状，出现膀胱不稳定和过度活动。这个时候，患者就会经常排尿，甚至自发排尿或尿失禁。所谓的刺激症状就是急迫性尿失禁，夜尿次数增多。之后，由于膀胱劳动过度，膀胱的肌肉逐渐受损，力量减弱，成为良性前列腺增生的牺牲品。此时，患者往往无法排净尿液。就像每次只倒出半杯水，杯子里还有半杯水，这样只需要一会时间就可以把杯子注满水。所以膀胱有效容量缩小，排尿次数增多。

11. 排尿困难时应该如何获得帮助

如果有上述相关症状，可以到泌尿专科医生处就诊。一般需要通过直肠指诊、超声和 PSA 检查等检查确定。

由于很多疾病与良性前列腺增生的症状相似，所以看到患者时，医生一般会先仔细询问患者的病史，例如，是否有尿道损伤、手术史、尿管留置病史等，因为尿道的瘢痕会引起尿道狭窄，其症状与良性前列腺增生类似。此外，血尿、膀胱或阴茎疼痛，可能与尿道结石或与膀胱肿瘤有关；反复泌尿系统感染，可能与前列腺炎或其他既往疾病有关。膀胱癌、前列腺癌、神经源性膀胱、膀胱功能性疾病如帕金森病也可以产生类似良性前列腺增生的症状。此外，有时医生还会让患者填表，明确一些良性前列腺增生相关症状对患者的影响，这个表我们称为国际前列腺症状评分表（IPSS），其中最后一个问题（你认为这些症状对你的影响有多严重）非常重要。因为良性前列腺增生并不威胁生命，治疗的目的是改善症状，这个问题的答案决定了医生采用什么样的方法进行治疗。或者问题变成：你的后半生如果一直维持这种状态，你是否可以忍受？如果不行，就赶紧去寻求治疗。

12. 尿流率检查是什么

尿流率检查就是在患者排尿时检查尿液排出去的速度有多快，一次排了多少尿。确定精确的结果需要精确的仪器。每次排尿 300~400ml 是正常量。

13. 前列腺超声检查的意义是什么

无痛的检查，是通过高频声波回馈的信号制作一个图像，就像潜艇上的声呐。前列腺超声检查可以通过腹壁做，也可以将超声探头放到直肠里面，这样看得更清楚。前列腺的超声检查，可以确定前列腺的大小，还可以顺带发现肾脏有没有积水、有没有结石、有没有肿瘤。

14. 为什么要检测残余尿

检测残余尿非常重要，是看患者尿完后，膀胱内是否还存留着尿液。

如果存有大量尿液，需要赶紧找医生看病，因为排完尿后，仍有大量尿液存留会导致尿路感染和肾功能损伤。可以在排尿后马上做一个膀胱超声测量残余尿，也可以直接插入一个尿管，测量残余尿。

15. 什么是尿动力学检查

医生让患者做这项检查的目的是明确患者的膀胱功能是否良好。做检查的时候需要往膀胱和直肠里面放两个非常细的管子，有很低的可能性会导致尿路感染，所以检查后如果出现发热等症状，一定赶紧去找医生就诊。通过管子，往膀胱里面缓慢地注水，同时测量膀胱内压的变化、膀胱的感觉等。压力流率曲线是尿动力学的一个重要参数，是在患者排尿时记录膀胱内的压力和尿流的速度。对于良性前列腺增生患者，排尿时膀胱的压力非常高，尿流率或快或慢，通过治疗，疗效往往会非常好。但有些患者排尿速度很慢，是由于膀胱压力不足，对这类患者进行前列腺治疗，无法缓解患者的症状，这是因为其排尿困难的原因在于膀胱有问题，而非前列腺有问题。

16. 良性前列腺增生为什么需要做膀胱镜检查

膀胱镜检查通常是在采用侵袭性方式治疗前列腺增生前进行的评估性检查。膀胱镜是一个非常细、顶端可以照亮前方的管状物（有软、有硬）。我们把细管子通过尿道放到膀胱内，可以观察尿道、前列腺和膀胱，可以明确是否有膀胱结石，是否有尿道狭窄或前列腺增大，膀胱的肌肉是否增厚等。这种检查一般在局麻下进行，不会太疼，但是确实会让患者感到不舒服。在膀胱镜检查后有些血尿、不适和暂时性排尿困难比较常见，但是如果术后出现发热，就有可能是发生了尿路感染，需要积极治疗。

17. 等待观察是什么

等待观察不是不治，而是"等着瞧"，因为良性前列腺增生的病程发展非常不可预测，有些患者症状会长期稳定、不变化，有些症状还会慢慢缓解，但也有些患者症状会逐步加重。所以轻症的良性前列腺增生患者可以等待观察，但是在这一过程中需要避免便秘和应用解热镇痛药，这些有可能会加重症状。等待观察的过程中还要定期检查，了解症状是否加重。

18. 良性前列腺增生吃什么药好

对于中等症状的患者，可以应用药物治疗。常用的第一类药物就是通过放松前列腺的肌肉，从而使尿液更容易被挤压出膀胱，这一类药物就是我们常说的α受体阻滞剂。有时候吃了这类药血压会降低，所以服用后起床时需要慢一些，防止头晕而引起摔倒。使用第二类药物的目的是使前列腺缩小，这类药物就是我们常说的5α-还原酶抑制剂。这类药通过降低睾酮活性，使前列腺萎缩变小。所以它有时也会引起男性的乳腺发育，引起不适感需要及时处理。这些药物需要坚持服用。

19. 良性前列腺增生如何手术治疗

良性前列腺增生症状太严重，尿路感染、合并结石等，就需要把堵住道路的前列腺切掉。注意，仅仅是切除堵住道路的前列腺、而不是切除所有的前列腺。目前这种手术都是极其微创的治疗，被称作"经尿道前列腺增生部切除术"。做手术时，需要把一个内镜通过尿道放到前列腺那里，内镜就像在潜水艇里面向外看的潜望镜，之后用一个能量发生器把增生的前列腺切掉。

电切、激光、汽化等，仅仅是能量方式的不同，就像太阳能、水电、火电和核电的能量方式不同一样，但其机制都是一致的。切掉前列腺在一些情况下仅使排尿困难好转，而不会改变排尿增多的情况，在手术前期望值不能太高。另外，因为前列腺还有残余存在，所以还会继续有增生或发生前列腺癌的风险。

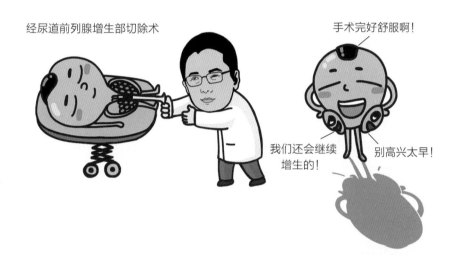

经尿道前列腺增生部切除术

我们还会继续增生的！

手术完好舒服啊！

别高兴太早！

（三）前列腺炎

前列腺炎由多种复杂原因引起，以尿道刺激和慢性盆腔疼痛为主要临床表现，是泌尿外科疾病中男性最常见的感染。一般可以分为四型：①Ⅰ型：相当于传统分类方法中的急性细菌性前列腺炎；②Ⅱ型：相当于传统分类方法中的慢性细菌性前列腺炎；③Ⅲ型：慢性前列腺炎/慢性盆腔疼痛综合征；④Ⅳ型：无症状性前列腺炎。

1. 什么是前列腺炎

前列腺炎是发生于前列腺的炎症，是男性最常见的尿路感染疾病。25%的男性都会因为前列腺炎所致的尿路症状寻求医生帮助。常见的前列腺炎是急性和慢性细菌性前列腺炎，通常表现的症状是尿频、尿急和尿痛，严重时患者会出现发热、寒战和菌血症等。此外，还包括慢性前列腺炎/慢性盆腔疼痛综合征（非细菌性前列腺炎），具体是什么原因引起的这种情况，目前还不清楚，应用抗生素一般不会缓解这种前列腺炎的症状。最后一类是无症状、非细菌性、组织学前列腺炎，一般是在检查时偶然被发现的。例如在前列腺液里面发现炎症细胞或在前列腺穿刺活检组织中发现炎症细胞。这类患者没有症状，有人谣传其与前列腺癌发病相关，但是目前尚不肯定。

2. 前列腺炎是不是前列腺癌

前列腺炎不是前列腺癌，目前也没有肯定的证据表明前列腺炎会导致前列腺癌的发生。

3. 前列腺炎好不好治

慢性前列腺炎治疗困难，症状不易长期得到控制。对于慢性非细菌性前列腺炎来说，治疗的目的就是缓解症状，例如应用 α 受体阻滞剂和肌松药等，从而使前列腺的肌肉放松或是排尿更痛快一些。

治疗慢性前列腺炎需要医生和患者都有足够的耐心、足够的信任，共同寻找可能合适的治疗方法，这样还是有可能获得良好结果的。目前有很多关于治疗前列腺炎的试验，希望其能够帮助我们找到治愈这种疾病的有效方法。在一些研究中已经发现，有时仅仅改变患者的饮食和生活方式，就有可能改善患者的症状。

4. 得前列腺炎时需要进行直肠指诊吗

I型前列腺炎直肠指诊可发现前列腺肿大，压痛明显，局部温度增高。需注意的是急性前列腺炎时禁忌做前列腺按摩，避免感染扩散。而对于II型和III型前列腺炎，直肠指诊可了解前列腺大小、质地、有无结节、有无压痛及其范围与程度、盆底肌肉的紧张度、盆壁有无压痛，按摩前列腺可获得前列腺液用于细菌学检查。

5. 前列腺液是什么

前列腺液是前列腺腺泡细胞分泌的液体。正常前列腺液沉渣中白细胞的含量在高倍显微镜的每个视野应低于 10 个。如果前列腺液的白细胞数量 >10 个 / 视野，就高度可疑为前列腺炎，特别是当前列腺液中发现含有脂肪的巨噬细胞时，基本可确诊为前列腺炎。但是有些慢性细菌性前列腺炎患者的前列腺液中白细胞数量可能正常；另有部分正常男性其前列腺液中白细胞数量大于 10 个 /

视野。因此，前列腺液中白细胞的检查只是前列腺液细菌学检查的辅助方法。

6. 前列腺炎会导致前列腺特异性抗原升高吗

会的，尤其是在急性细菌性前列腺炎或是前列腺按摩后。PSA 是一种特异性的蛋白，由前列腺腺上皮分泌，一旦基底膜受损，它就会进入血液，从而在检查时表现为升高。所以进行急性前列腺炎检查的时候发现 PSA 升高不用非常担心是前列腺癌。

7. 前列腺炎患者为什么要检查多次尿液

前列腺按摩前留的尿液检查结果代表了尿道的细菌情况，而前列腺按摩并收集前列腺液后所收集的尿液检查结果，则代表了前列腺内的细菌情况。对不同的尿液标本分别做镜检和培养，通过以上标本细菌菌落数量的比较，可鉴别是否有前列腺炎或尿道炎。

8. 精液细菌培养对诊断前列腺炎有帮助吗

精液的组成成分包括了前列腺液、精囊液和附睾的分泌物。所以精液细菌培养不仅仅代表了前列腺是否存在细菌，也代表了生殖道细菌的情况。

9. 如何治疗急性细菌性前列腺炎

急性细菌性前列腺炎一般在机体抵抗力低下的患者中常见（糖尿病患者中也常见），是由毒力较强的细菌感染前列腺引起的。这些细菌可以通过含有致病菌的尿液反流入前列腺内直接导致感染；也可以由机体其他部位的感染灶进入血液，随血进入前列腺导致感染；或者是直肠细菌通过淋巴管蔓延侵入前列腺导致感染。

急性细菌性前列腺炎会出现腰骶部或会阴部疼痛，伴有尿频、尿急、尿道灼热及排尿困难，有时可出现终末期血尿，或无法排尿。因其起病急重，可能会突然出现发热、寒战、肌肉关节疼痛和全身不适等症状。这个时候应用消炎药物是关键。但是作为前列腺组织，存在一个由血液进入前列腺的屏障，阻碍着消炎药进入前列腺。早期静脉给药后症状虽然可以很快得到缓解，但实际上前列腺内仍然存在着细菌，所以急性期过后，仍然需要继续口服消炎药物至少 1 个月。药物可以选择广谱青霉素、三代头孢菌素、氨基糖苷类或氟喹诺酮类的药物。

10. 如何治疗慢性细菌性前列腺炎

慢性细菌性前列腺炎非常常见，可反复发作。患者一般病程较长、症状较重，不但影响其正常的工作和生活，而且会对患者的心理造成很大的压力。经尿道感染是慢性细菌性前列腺炎的主要原因，也有在急性细菌性前列腺炎后未充分治疗，而迁延演变为慢性细菌性前列腺炎。治疗主要依靠消炎药。由于前列腺血液屏障的存在，用药时间为 4~6 周，用药过程中，及时评价疗效，必要时更换不同类别的消炎药。慢性细菌性前列腺炎也可以同时联用一些 α 受体阻滞剂，从而改善排尿症状和疼痛。

在上述治疗过程中，联合前列腺按摩，可以促进前列腺腺管排空，增加局部的药物浓度，缓解慢性前列腺炎的症状。应用生物反馈合并电刺激治疗可使盆底肌松弛，使之趋于协调，同时松弛外括约肌，缓解慢性前列腺炎的会阴部不适及排尿症状。盆腔坐浴等局部热疗，可以增加前列腺组织的血液循环，加速新陈代谢，有利于消炎和消除组织水肿，缓解盆底肌肉痉挛等。

11. 慢性盆腔疼痛综合征 / 慢性非细菌性前列腺炎的治疗

慢性盆腔疼痛综合征 / 慢性非细菌性前列腺炎可以出现骨盆区域疼痛，常见于会阴、阴茎、肛周部、尿道、耻骨部或腰骶部等部位，排尿也可能出现异常，表现为尿急、尿频、尿痛和夜尿增多等。发病机制未明，病因存在广泛争议。分为两类，一类应用消炎药有疗效，一类应用消炎药无效。对于应用消炎药无效的患者，可以考虑应用 α 受体阻滞剂，松弛前列腺和膀胱等部位的平滑肌而改善下尿路症状和疼痛，必要时应用非甾体抗炎镇痛药以缓解疼痛和不适。但是这类患者的治疗效果非常不好，推测的病因包括存在排尿功能障碍、免疫状态异常和氧化应激等。所以，鼓励患者进行规律的锻炼、调整生活方式、调整饮食和改善精神状态，这样可能会使症状消失。

12. 什么是前列腺钙化，前列腺钙化需要治疗吗

前列腺钙化在男性前列腺超声检查时很常见。所谓钙化，指局部组织中有钙盐沉积（可以理解为微小的石头），可以是正常生理过程，也可以见于某些病理情况。

当不同原因引起前列腺管和腺泡发生扩张或前列腺液淤积时，可以造成脱落的上皮细胞、囊腔内的淀粉样小体与分泌物聚集在一起，如果逐渐有钙沉积就会

形成钙化。前列腺内存在的纳米细菌感染也可能导致前列腺钙化的发生，而前列腺钙化可能造成前列腺炎的治疗困难和易复发。但是三者间确切的关系需要进一步的相关研究证实。所以前列腺钙化具有前列腺炎的症状时，需要按照前列腺炎治疗。但对于没有不适症状的前列腺钙化，不需要处理。

（张宁　王力）

三、前列腺癌的病因

········· （一）前列腺癌的流行病学 ·········

1. 前列腺癌的发病率很高吗

近年来，前列腺癌的发病率在全世界呈上升趋势。2012 年，前列腺癌在全球男性癌症中排第二位，死亡率也高居癌症死亡率的第五位。该病的发病率在亚洲国家曾经较低，但目前出现了明显增长的趋势。这种增长一方面源于患者对于早期筛查的重视；另一方面源于饮食习惯的西化。亚洲国家中日本和韩国前列腺癌发病率与西方国家相似，足以证明生活方式的改变对癌症发生的影响。

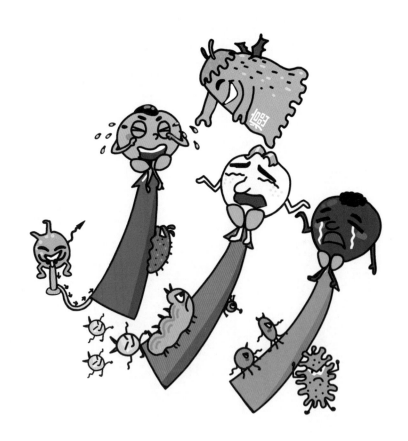

2. 前列腺癌的死亡率如何

2008 年全球出现了 89.9 万例新发病例和 2.58 万例死亡病例，到 2030 年，全球前列腺癌发病率和死亡率估计将增加到 170 万例新发病例和 4.99 万例死亡病例。全球范围内前列腺癌死亡率的统计并不统一，以美国为例，1990 年以前，前列腺癌死亡率呈缓慢上升趋势，可能与对疾病认识不足及治疗措施有限有关。1991 年以后，前列腺的死亡率呈稳步下降趋势。该下降趋势与此时期前列腺癌的诊断治疗水平提高有关，包括 PSA 检测的出现，前列腺癌根治性切除及放疗的比例逐年上升。

PSA 检测出现前，接受治疗的患者结局（也就是死亡率）多反映在 10 年后；而 PSA 检测出现后，发现了多数低分期前列腺癌患者。对于这些患者的治疗效果，更是反映在 15 年甚至 20 年以后，但是 PSA 筛查及引起的分期变化和更积极的治疗是否促进了死亡率的降低，仍需要时间来进行进一步的评价。

早期发现前列腺癌、早期治疗，效果很好。以美国为例，美国是前列腺癌高发的国家，年检出局限和局部进展的前列腺癌患者大约占 90%，这些患者的 5 年生存率是 100%，而大约有 6% 的前列腺癌患者在初诊时已经发现有转移，这些患者的 5 年生存率仅有 30%。所以死亡率不能泛泛地说，早期发现、早期治疗，前列腺癌的生存率还是不错的。

3. 前列腺癌发病有没有种族和地域差异

世界范围内，非洲裔美国人前列腺癌的发病率最高（149/10 万），其次为美国白人（107/10 万），最低为东方人（日本人为 39/10 万）。

目前已经有很多生物学、环境学及社会学方面的假说来解释这种差异，包括：可能的遗传学差异；高血清睾酮水平、高体重指数；因制度、经济、文化差异造成的疾病筛查、早期诊断和积极治疗的差异等。然而，现有的资料还不能说明这些假说中什么是解释不同人群前列腺癌发病率和死亡率不同的决定性因素，且看起来这些差异的根源应该是多因素的。拿日本人来说，他们在本土的发病率不高，但是移民到美国后，前列腺癌的发病率会显著升高，但是仍低于当地的美国白种人。

4. 前列腺癌在我国的发病率和死亡率

据国家癌症中心统计，2015 年前列腺癌居恶性肿瘤发病谱第 6 位，估计新发病例约 7.2 万例，发病率为 10.23/10 万。城市地区男性前列腺癌发病率为 13.44/10 万，农村地区为 6.17/10 万。东部地区发病率为 14.13/10 万，远高于中部地区（7.90/10 万）和西部地区（7.95/10 万）。

2015 年我国前列腺癌死亡病例约为 3.07 万例，死亡率为 4.36/10 万，占全部恶性肿瘤死亡病例的 2.08%，位居男性恶性肿瘤死亡谱第 10 位。城市地区男性前列腺癌死亡率为 5.50/10 万，农村地区为 2.92/10 万。东部地区死亡率为 5.47/10 万，同样远高于中部地区（3.68/10 万）和西部地区（3.75/10 万）。

（二）前列腺癌的危险因素

1. 前列腺癌会遗传吗

大量流行病学和分子学证据表明，前列腺癌与家族和遗传因素都有关。早在 20 世纪中期，就有文献提出前列腺癌患者具有一级亲缘关系的人其前列腺癌发病率升高。对于双胞胎的研究也提示前列腺癌具有遗传性成分，同卵双生的兄弟同患前列腺癌的比例明显高于异卵双生的兄弟。

为了研究的便利，通常可将前列腺癌分成三个表现型：散发型、家族型和遗传型。散发型是指发病的个体无相关的家族史；家族型是指患者其他家庭成员中有一名或更多的前列腺癌患者；遗传型是家族型的一个亚型，被定义为核心家庭中有三名及以上成员患病、连续三代均有

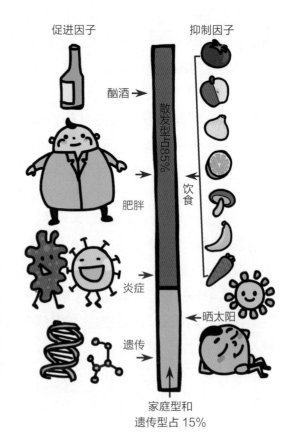

促进因子　　　　　　抑制因子

酗酒

散发型占 85%

肥胖

饮食

炎症

晒太阳

遗传

家庭型和
遗传型占 15%

前列腺癌患者或有两名前列腺癌成员的确诊年龄小于 55 岁。在所有前列腺癌患者中，散发型占 85%，家庭型和遗传型占 15%。

多数研究已经证明了前列腺癌易感基因的存在，而 *HPC1* 是特征最明确的前列腺癌易感基因。*HPC1* 是一种罕见的常染色体显性遗传基因，这意味着尽管由它导致的前列腺癌并不太多，但是个体只要携带此基因，罹患前列腺癌的可能性就大。同时有研究发现，与 *HPC1* 基因相关的前列腺癌往往表现为更高的分级和分期。

2. 炎症和感染会导致前列腺癌吗

慢性炎症引起过度的细胞增殖以替代遭到破坏的组织，这会促进感染相关性癌症的发展，如结肠癌、食管癌等。目前越来越多的证据表明，前列腺癌的发展可能也经过了类似的过程。

炎症改变可能是前列腺癌发展中一个重要的病理过程。目前虽然没有特定的感染源被发现，但是证据表明由感染、饮食摄入或其他一些原因造成的炎症有可能在早期疾病的发生和发展过程中起到了一定作用。炎症的潜在诱因包括饮食中的致癌物，尤其是加工后的肉制品等这些诱因，导致炎性反应发生，最终导致癌前病变的发生。一些流行病学证据表明，感染可能是前列腺癌的病因之一。研究发现，前列腺癌与性病或前列腺炎有相关性。进一步的研究证实前列腺癌还与梅毒抗体、人乳头状瘤病毒抗体等相关。

3. 前列腺癌与激素的关系

前列腺是一个雄激素依赖性器官，睾酮对于正常前列腺上皮的生长是必要的。早期前列腺癌已被证明是内分泌激素依赖性的。虽然类固醇性激素与前列腺癌发生之间的关系还不是很清楚，但是低脂高纤维素饮食已被证明能降低血循环中睾酮的水平进而影响男性激素的代谢。这种改变对于前列腺癌从局部组织学期进入临床期的转变起着重要的作用。但是现在还没有观察到前列腺癌患者血中睾酮浓度高。也许其他激素如催乳素和雌激素也在前列腺代谢中起着一种尚未弄清楚的作用。已有研究证明年轻的美国男性黑人血中睾酮的浓度比同年龄的白人要高，这一差异足以解释美国黑人患前列腺癌的高危险性。在另一研究中比较美国和日本男性，发现美国男性的睾酮代谢酶水平不同于日本男性。显然激素对前列腺正常生理学和癌变发生起着一种还不完全清楚的作用。

4. 晒太阳能不能预防前列腺癌

前列腺癌更常见于北方国家，靠近赤道的国家发病相对较少。前列腺癌的死亡率与紫外线辐射量成反比。人体内维生素 D 的来源包括饮食摄入和阳光照射，阳光照射使无活性的维生素 D 在皮肤中转化为有活性的维生素 D。而维生素 D 是前列腺癌发病风险的因素之一，这个结论源于流行病学观察的结果：①生活在北部高纬度缺少紫外线日照的男性其前列腺癌的死亡率更高；②前列腺癌好发于老年男性，通常情况下老年男性缺少紫外线日照从而导致有活性的维生素 D 合成减少；③非洲裔美国男性是世界上前列腺癌发病率和死亡率最高的人群，其皮肤中的黑色素可以抵挡紫外线的辐射从而抑制有活性的维生素 D 的合成；④日常摄入富含钙的奶制品会降低血清中维生素 D 的水平，这与前列腺癌发病风险升高相关；⑤日本本土男性的饮食中富含鱼类食物来源的维生素 D，他们的前列腺癌发病率低。还有实验室结果表明，维生素 D 能引起前列腺癌细胞的高分化并可减慢其生长。

5. 缺少性生活对前列腺癌的发生有什么影响

性生活被认为会使前列腺接触各种感染源从而增加致癌风险，类似于人乳头状瘤病毒与女性宫颈癌之间的关系。但是研究结果也不尽相同，有研究表明，经常射精具有预防前列腺癌的作用。Giles 等人认为这种保护作用体现在那些 20~29 岁每周射精超过 5 次的男性；Leitzmann 等人认为这种保护作用体现在那些 20~29 岁、40~49 岁、前半生及终生平均每月射精达到或超过 21 次的男性中。但上述的生物学基础目前仍不清楚。一些假说试图解释射精频率与前列腺癌发生风险之间的关系。有观点认为，基础雄激素水平高可以提高性欲，但同时也会增加前列腺癌的发病风险；也有观点认为，正如"用进废退"的说法，射精可以冲刷前列腺导管，频繁地射精可以帮助前列腺摆脱毒素和致癌物质的影响，从而保护前列腺腺体的健康。我们知道雄激素对于前列腺癌的发生发展至关重要。也许一个特定的、稳定的雄激素环境会导致更高的性欲（从而导致频繁射精），而这个特定的雄激素环境可以保护机体免于患前列腺癌。正如既往研究发现，低雄激素水平诱发的前列腺癌更具侵袭性。此外，2018 年 Sinnott 等分析了射精频率与前列腺组织基因表达之间的关系。研究纳入了前列腺癌根治术后的人群，分析前列腺标本的基因表达特征，结果显示，不同射精频率患者的前列腺癌肿瘤细胞基因表达并无差异，但毗邻肿瘤的正常腺体基因表达有显著的不同。

6. 吸烟与前列腺癌的关系

吸烟似乎与很多癌症的发生和发展均有相关性，吸烟也是前列腺癌发生发展的危险因素。因为吸烟是人体接触镉的一种途径，同时吸烟会增加血液循环中雄激素的水平并显著增加了细胞的氧化损伤。与未戒烟的人相比，有既往吸烟史的人前列腺癌增长率会稍低。还有证据表明，吸烟者前列腺癌复发和转移的风险更高，死亡率也更高。珍爱生命，远离烟草！

7. 饮食对前列腺癌有什么影响

某些饮食因素可能会促进前列腺癌的发生发展。世界范围内，亚洲人前列腺癌发病率最低，这让研究者提出了饮食影响前列腺癌的假说。因为亚洲人习惯食用的大豆制品中存在大量的植物雌激素，其可能会降低前列腺癌的发生率。其中最有力的证据来自对移民进行的研究，移居美国的中国和日本第一代移民中前列腺癌的发病率明显增加。同时前列腺癌发病率和其他饮食相关性癌症（如乳腺癌、结肠癌）的发病率之间呈明显正相关关系。

8. 脂肪摄入过量会引起前列腺癌的发生

很多研究表明，进食脂肪是重要的前列腺癌的致癌因子。世界范围内前列腺癌的发病率和死亡率与脂肪摄取的平均水平密切相关。其发生机制可能为脂肪所诱导的激素环境的改变及氧化损伤。很多实验均发现高脂肪摄取量可以刺激前列腺癌细胞的增殖，动物模型也显示无脂肪摄入可以减缓肿瘤的生长。

从另一个角度看，肉类食物为主的饮食是摄取脂肪的主要来源，这种饮食通常会造成蔬菜摄入较少，而蔬菜中可能包含对前列腺癌具有预防作用的营养元素。

此外，肉类和乳制品含有的其他成分如锌和钙，可能会影响前列腺癌的发病风险。

更深入的研究认为，长链 ω-3 多不饱和脂肪酸摄入量与前列腺癌发病无关。但油炸食品的摄入量与前列腺癌的发病风险存在一定的关系。所以，虽然油炸食品很香，但是还是远离为妙。

9. 肥胖和锻炼对前列腺癌的影响

肥胖一般用体重指数（BMI）来衡量，已被认为是前列腺癌的危险因素之一。肥胖与低级别前列腺癌风险降低相关，与高级别前列腺癌风险增加显著相关。通过降低脂肪的摄入量和锻炼来治疗肥胖症可以减少氧化损伤的发生，说明改变生活方式可能对于降低前列腺癌的发病风险非常重要。肥胖与较低的血清 PSA 相关，增加了患高级别前列腺癌的风险，并且与较高的治疗失败率和疾病特异性死亡率相关。肥胖还可能导致手术或放疗后前列腺癌复发率升高。

10. 喝酒会增加前列腺癌的发病风险吗

酒文化影响的不仅仅是中国，世界范围内，各种饮酒方式不一而足，男性无疑是饮酒的主要人群。由于饮酒和其他癌症有关，可以影响雌激素和睾酮水平，同时红酒中有些成分可以影响抗氧化活动，因此酒精摄入与前列腺癌发病是否相关引起了人们的兴趣。一项流行病学调查发现，少至中度饮酒并不增加前列腺癌的发病风险。还有研究发现前列腺癌的发病风险与酒精摄入量有关，在过去 11 年中，那些每日饮用超过 3 杯烈性酒的男性前列腺癌的发病率最高。葡萄酒（并未细分为红或白的种类）或啤酒与前列腺癌无相关性。然而另一项研究认为前列腺癌的发病风险与饮酒总量无关，适度饮用红葡萄酒，例如每周 1~3 杯，或许对前列腺癌有保护作用。

（三）前列腺癌的病因学和分子遗传学

实体肿瘤中，前列腺癌的独特性在于它有两种存在形式：一种为潜伏型，另一种为临床确诊型。目前认为潜伏型前列腺癌在世界范围内及不同种族间的发病率是相似的，但临床确诊型的发病率却差异明显。潜伏型和临床确诊型前列腺癌两者之间确切的分子联系尚不清楚，两者之间可能是疾病发生中的一个连续过程。

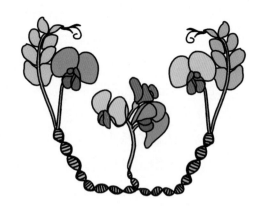

1. 雄激素如何影响前列腺癌

雄激素在前列腺癌发生发展过程中起着重要的作用。前列腺中最主要的雄激素是双氢睾酮，由睾酮通过 5α- 还原酶催化产生。双氢睾酮较睾酮更具生物活性，与雄激素受体更具亲和力。人体内有两类 5α- 还原酶，Ⅰ型主要在皮肤和肝脏表达，在前列腺少量分布。Ⅱ型主要存在于前列腺上皮细胞和其他生殖系统组织。

有功能的Ⅱ型 5α- 还原酶是男性前列腺和外生殖器正常生长的先决条件，而前列腺的双氢睾酮供应不足可以防止前列腺癌的形成。除了缺乏酶活性外，睾酮的缺乏也可以防止前列腺癌形成，如外科给予睾丸切除后，前列腺明显萎缩就是很好的证明。

有研究发现，具有生物活性的睾酮水平在亚裔美国人中最高，其次是非洲裔，最低是白人。而双氢睾酮与睾酮的比值在非洲裔美国人最高，其次是白人，最低的则是亚裔。该比值在这些不同种族中的分布情况与前列腺癌的发生率和死亡率一致。

尽管前列腺暴露在雄激素作用下是前列腺癌后期发展的必需条件，但是需要暴露多长时间和需要多少雄激素才能启动前列腺癌的形成还未知。

2. 表观遗传学改变对前列腺癌的影响

有的时候人体基因序列并没有改变，但是也会发生相关遗传学的改变，从而影响前列腺癌的发生和发展，这就是表观遗传学。表观遗传学只改变基因的表达而不改变 DNA 的实际序列。目前已知的机制包括：表观遗传学是与遗传学相对应的概念。遗传学是指基于基因序列改变所致基因表达水平变化，如基因突变、基因杂合丢失和微卫星不稳定等；而表观遗传学则是指基于非基因序列改变所致基因表达水平变化，如 DNA 甲基化、低甲基化、染色质重塑、组蛋白修饰、基因组印记、母体效应、基因沉默、核仁显性、休眠转座子激活和 RNA 编辑等。许多涉及前列腺癌发生发展的基因都受到了这些机制的影响。

3. 环氧化酶与前列腺癌的关系

前列腺中的炎性细胞可以产生多种化合物以清除感染性微生物，其中不少化合物可引起 DNA 氧化损伤。炎性反应刺激前列腺素的产生，而环氧化酶（COX）是前列腺素合成的限速酶。其中 2 型环氧化酶也就是 COX-2 可以介导急性和慢性炎症、疼痛和细胞修复机制。它的表达导致前列腺素的生成，后者介导许多对组织损伤和缺氧的反应，促进前列腺肿瘤的形成，这些反应包括细胞凋亡、细胞增殖和血管新生。前列腺癌较前列腺良性增生上皮表达更多的 COX-2。还有研究表明 COX-2 在早期肿瘤形成中发挥着作用。

4. 前列腺特异性膜抗原是什么

前列腺特异性膜抗原（PSMA）是一种跨膜糖蛋白，广泛表达于前列腺癌上皮细胞和其他实质性癌的新生血管。在腮腺、肠道等也有广泛表达。在细胞培养中，PSMA 的过度表达可以抑制肿瘤的侵袭性。但是由于 PSMA 的表达具有组织特异性，目前已成为特异性检查和治疗的热点。例如在影像学检查方面，应用与 PSMA 结合的抗体和放射性核素偶联，是目前可以精准检查前列腺癌和转移的 PSMA-PET-CT/MRI。以 PSMA 为标记的放射性核素镥 -177 或免疫检查点抑制剂，也是目前进展期前列腺癌的治疗选择之一。

（吴栗洋　邓小虎）

四、前列腺癌能够预防吗

为什么要预防癌症呢？因为预防能使人免受疾病之苦。将近 2/3 的癌症死亡要归因于吸烟、不良饮食、肥胖和缺乏锻炼，如果运用我们应该掌握的方法和知识，将有大约一半的癌症是可以预防的。

关于疾病的预防，这里不得不提，是心血管疾病领域开创了预防的先河。医学界正是因为认识到高血压和高血脂在心脏疾病中的重要性，才得以使用一系列有效的医疗方法和生活方式改变来预防心血管疾病。这一措施在过去的 50 年里将心血管疾病的死亡率降低了 60%~70%。癌症的预防和心血管疾病的预防一样，当我们深入了解癌症是怎么发生和发展的，通过对应的医学方法和生活方式的改善来阻止或干预其发生发展，便能达到预防的目的。

前列腺癌的病因在上文已经进行了详细的解读，简而言之就是由于基因和外界的刺激破坏了前列腺细胞在增殖、凋亡、分化和衰老之间的平衡而诱发。实际上，在发生前列腺癌之前，介于正常和癌细胞之间的癌前病变早在 20 年前就已经存在，而且随着年龄的增加，前列腺癌的发病率明显上升，这说明前列腺癌形成是一个较长时间内的缓慢过程。因此，我们完全有时间和机会在前列腺癌形成之前进行干预。

（一）怎么预防前列腺癌

1. 前列腺癌的预防原则是什么

尽管多种因素可能诱发前列腺癌，但前列腺癌的确切病因尚不确定，因此对前列腺癌的预防就有一定的困难。这些诱因中年龄、种族和遗传等确定因素是不能被影响的，但是一些生活方式和营养补充等则可以成为前列腺癌预防计划的一部分，我们将其称为生活方式干预和化学预防。

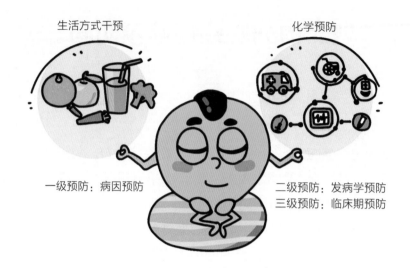

生活方式干预　　　　　　　化学预防

一级预防：病因预防　　　　　　　二级预防：发病学预防
　　　　　　　　　　　　　　　　三级预防：临床期预防

2. 前列腺癌的预防策略是什么

前列腺癌的预防涉及社会和居民健康的方方面面，世界卫生组织（WHO）根据肿瘤预防所处的阶段将预防划分为三级预防，即：一级预防、二级预防和三级预防。

3. 什么是前列腺癌的一级预防

前列腺癌的一级预防也称为病因预防，是主要针对一般人群消除或降低致癌因素，降低前列腺癌的发病率，促进健康，防患于未然的预防措施。前列腺癌的发生是环境因素和机体长期作用的结果，针对这些致癌因素采取的措施均属于一级预防。

4. 什么是前列腺癌的二级预防

前列腺癌的二级预防是指发病学预防，主要针对特定高风险人群进行筛查，抓住肿瘤治疗的最佳时期，做到早发现、早诊断、早治疗，使前列腺癌患者得到及时的治疗。

5. 什么是前列腺癌的三级预防

前列腺癌的三级预防则是指临床期预防，是针对现患前列腺癌患者，阻止疾病进展，预防复发，减少并发症，提高生存率和生活质量，实施促进康复等措施。对于早期的患者采用手术根治，以提高肿瘤的治愈率；对于中晚期患者进行综合治疗，延长患者的生存期和提高生活质量；对于姑息治疗的患者积极采用以提高患者生活质量的止痛、营养支持、心理治疗等对症支持治疗。

6. 生活方式干预指的是什么

越来越多的流行病学证据指出癌症的发生和一些不良的生活方式相关，例如吸烟、饮酒、不良饮食习惯、肥胖、药物、缺乏运动等。改变不良生活方式在预防癌症中占有很重要的地位，把已知的与肿瘤发生相关的危险因素通过各种形式告知大众，促进大众建立健康的饮食生活环境是肿瘤预防的重要内容。

7. 什么是化学预防

化学预防是用天然或合成药物逆转、抑制或预防致癌过程，从而防止发展为前列腺癌，其目标是降低前列腺癌的发病率，同时降低治疗相关的副作用和死亡率。

8. 为什么要进行化学预防

因为前列腺癌的有些危险因素（年龄、种族和家族史）是不可改变的，而癌前病变在前列腺癌发生前 20~30 年就出现了，这提供了一个在恶性肿瘤形成之前通过改变生活方式或通过化学预防进行干预的机会。

9. 所有男性都要进行化学预防吗

不一定。化学预防的挑战在于找到一种有效的、毒性可接受的干预措施，并确定一组患前列腺癌风险大的人群，这一人群最适合化学预防，且不会过度浪费医疗资源和社会资源。

10. 化学预防的药物都包括哪些

目前研究的前列腺癌化学预防药物包括 5α 还原酶抑制剂（非那雄胺和度他雄胺）和食物补充剂（硒和维生素 E）。最新的研究发现非那雄胺可将前列腺癌的发病率降低 25%，但对总死亡率没有影响。不过，对维生素 E 和硒的研究都没有发现其具有预防前列腺癌的效果，其中使用维生素 E 还可能增加患前列腺癌的风险。看来还需要更多的研究证明这些药物对预防前列腺癌的影响。

11. 什么是前列腺癌风险模型

过去几十年，国际上有多个风险预测模型，旨在更准确、可靠地评估前列腺癌的患病风险。通过这些模型发现种族、家族史和年龄是公认的前列腺癌的危险因素，而吸烟和肥胖则会增加前列腺癌的死亡率。

（二）哪些是前列腺癌的一级预防措施

一级预防主要是通过识别影响前列腺癌发生发展的营养因素，以及发现可能增加前列腺癌患病风险的易感因素进而采取的预防措施，主要包括健康饮食、补充维生素、控制体重、体育锻炼等方面内容。

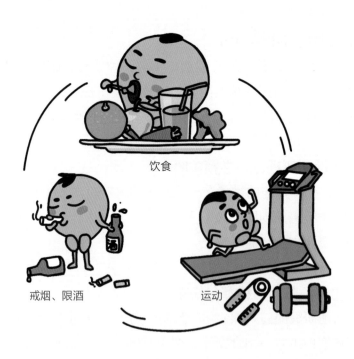

饮食

戒烟、限酒   运动

1. 脂肪的摄入和前列腺癌的发生有关联吗

前列腺癌的发病率和死亡率与脂肪摄取的平均水平密切相关，其发生机制可能为脂肪所诱导的激素环境的改变及氧化损伤。也有一种说法是高脂肪来源的肉类饮食习惯会减少蔬菜的食用量，而这些蔬菜含有可以预防前列腺癌的营养素。此外，肉类和乳制品中含有的一些成分（如锌和钙），可能会影响前列腺癌的发生风险。

2. 是不是所有的脂肪都不好

我们知道脂肪是由甘油和脂肪酸组成的甘油三酯，脂肪酸分三大类：饱和脂肪酸、单不饱和脂肪酸、多不饱和脂肪酸，其中多不饱和脂肪酸有利于预防前列腺癌。

3. 哪些食物富含多不饱和脂肪酸

多不饱和脂肪酸有亚油酸、亚麻酸、花生四烯酸等，其中亚油酸和亚麻酸是人体不能合成的，必须从膳食中补充。富含多不饱和脂肪酸的食物主要包括金枪鱼、鳕鱼、核桃、花生、芝麻、榛子、葡萄、橘子、山楂等。

4. 减肥能预防前列腺癌吗

肥胖已被认为是前列腺癌的危险因子之一，它由体重指数（BMI）来衡量［体重（千克）除以身高（米）的平方］，成年人 BMI 标准值为 $18.5\sim23.9kg/m^2$。一般认为肥胖导致的身体脂肪堆积会影响体内激素水平的平衡，脂肪细胞释放的一些激素，如雌激素、生长激素等，会增加患前列腺癌的风险。通过降低脂肪的摄入量和锻炼来治疗肥胖症可以减少氧化损伤的发生，一定程度上降低发生前列腺癌的风险。

5. 运动能预防前列腺癌吗

体育锻炼在所有肿瘤的预防中都起着重要的作用。随着人们进行体育锻炼越来越少，随之而来的将是高血脂、高血糖、心脑血管疾病和肿瘤等疾病。来自哈佛公共卫生学院的研究显示，体育锻炼可能降低前列腺癌的发病风险，体力活动较大的男性发生前列腺癌的风险较低，这可能的原因包括：体育锻炼有助于体内激素维持正常水平；有规律的锻炼会增强机体免疫系统功能，提高机体抗癌能力；体育锻炼还可以维持胃肠道功能的健康。

6. 该怎么制订运动计划

成年人每周应进行 150~300 分钟的中等强度运动（包括步行、脚踏车、家务、园艺、游泳、跳舞等），或进行 75~150 分钟的剧烈运动（包括赛跑、快速游泳、快速骑车、有氧运动、团队竞技等），达到或超过 300 分钟的上限是最佳选择。儿童和青少年每天应至少参加 1 小时的中等强度运动或剧烈运动。限制久坐的行为，例如坐着或躺着，看电视和其他形式的基于屏幕的娱乐。

7. 吸烟会不会得前列腺癌

吸烟可能是前列腺癌的一个危险因素，因为吸烟是镉暴露的来源，会增加循环中的雄激素水平，并导致严重的细胞氧化应激。目前的研究并没有一致发现吸烟与前列腺癌发病率之间存在关联，但已经证明吸烟者前列腺癌的死亡率比不吸烟者高。一些研究表明，在所有治疗方式中，吸烟者比不吸烟者更容易发生复发和转移。此外，二手烟的危害也一样大，应坚决地不吸烟或戒烟。

8. 前列腺炎会不会导致前列腺癌

前列腺慢性炎症导致细胞过度增殖以替代受损组织可能是前列腺癌发生发展的基础。不过，目前还没有一种感染性因素被证明能引起前列腺癌，所以不要过度紧张，规律生活，养成健康的饮食习惯，避免不洁性生活，若有炎症及时治疗。

9. 什么是健康的饮食习惯

健康的饮食习惯包括食用营养含量高的食物，有助于达到并保持健康的体重。如：各种蔬菜——深绿色、红色和橙色（例如卷心菜、西蓝花、花椰菜、甘蓝等），富含纤维的豆类（豆和豌豆）等；水果，尤其是各种颜色的完整水果；全谷类（小麦、黑麦、大米、燕麦、大麦、玉米、小米、荞麦、野生稻谷等）。

10. 哪些饮食习惯不是特别健康呢

不健康的饮食习惯包括：常吃红色肉类（指未经加工的哺乳动物肉，如牛肉、猪肉、羊肉、马肉或山羊肉）和加工肉类（如培根、香肠、火腿、热狗和熟食店的肉）；常喝含糖饮料（与体重增加、超重或肥胖密切相关）；常吃高度加工的食物和精制谷物产品，这些食物中往往富含脂肪、淀粉或糖（白糖、原糖、红糖、玉米甜味剂、高果糖、玉米糖浆等）。

11. 喝茶能预防前列腺癌吗

研究发现喝绿茶多的亚洲，前列腺癌的发病率低，这主要是由于绿茶中的活性成分茶多酚具有清除自由基和抗氧化的作用。国内的研究发现随着饮茶频率的增加、时间的延长和总量的增加，前列腺癌的发病风险降低。因此，绿茶被认为具有一定的预防前列腺癌的作用。

12. 番茄红素有什么作用

食物中的番茄红素主要来源于番茄及其制品，也包括其他红色水果和蔬菜，具有很强的抗氧化活性，能够清除体内的过氧化自由基，抵抗其对生物膜和脂质的损伤，在体内具有保护或修复细胞及 DNA 的作用。尽管研究没有发现血清番茄红素与前列腺癌的发病风险有任何关联，不过有研究指出这可能是由于其降低晚期前列腺癌风险的价值被大量诊断出来的早期前列腺癌所掩盖，所以可以放心大胆地吃番茄制品。

13. 天然膳食补充剂包括哪些

天然膳食补充剂主要是指维生素 C、维生素 D、维生素 E、β 胡萝卜素、类维生素 A、植物雌激素（类黄酮、异黄酮和木酚素）、矿物质（包括钙、硒），以及富含以上营养素的新鲜蔬菜、水果和豆类食品，这些均具有不同程度的肿瘤预防作用。

14. 天然膳食补充剂是怎么预防前列腺癌的

天然膳食补充剂预防前列腺癌的主要机制是清除体内的过氧化自由基。目前大多数科学家认为抗氧化维生素和具有抗氧化功能的食物，尤其是天然存在的食物，具有一定的预防肿瘤的作用，同样对前列腺癌也有一定的预防作用。

15. 饮酒会不会得前列腺癌

饮酒和前列腺癌之间的关系是大家很感兴趣的内容，越来越多的研究发现饮酒和其他癌症相关，究其原因是酒精可以影响人体内雌激素和睾酮的水平。最近的一项研究分析发现，饮酒水平与前列腺癌风险之间存在显著的剂量 - 反应关系，即喝得越多，酒精度数越高，发生前列腺癌的风险越高。

16. 就是控制不住饮酒怎么办

对于肿瘤的预防来说，最好是完全避免饮酒，确实戒酒困难的人，一天饮酒的酒精量建议不超过 15g。以啤酒为例，一天饮酒量建议不超过 450ml。

（三）哪些是前列腺癌的二级预防措施

前列腺癌的二级预防是针对特定的高风险人群筛查癌前病变或早期肿瘤，做到早发现、早诊断和早治疗，主要措施包括筛查和干预。实际上通过早期的筛查不仅能够早期发现和早期治疗以提高前列腺癌的生存率，而且还可以有效地降低前列腺癌的死亡率。从 20 世纪 90 年代开始，美国前列腺癌的 5 年生存率显著提高，这主要归功于早诊和早治。

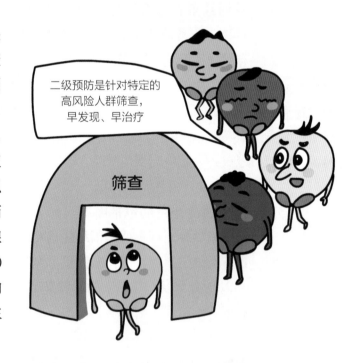

1. 前列腺癌的筛查方法有哪些

目前在门诊采用的前列腺癌筛查方法主要有 3 种：血液检查——前列腺特异性抗原（prostate-specific antigen，PSA），就是大家常会从医生那里听到的 PSA 检查；体格检查——直肠指诊，一般要在 PSA 检查之后再行指诊，否则会影响 PSA 的检查结果；影像学检查——经直肠前列腺超声，它能发现一些异常情况，主要用于测量前列腺的体积和穿刺活检。如果前两项检查结果出现异常，医生多会建议患者进行前列腺的增强核磁，能更准确地评估前列腺是否出现问题了。

2. 筛查能起到预防前列腺癌的作用吗

欧美国家的研究指出，以 PSA 为基础的筛查可以降低 20% 的前列腺癌死亡风险，但是这样会增加过度诊断的概率，也就是说会有一部分人可能不是前列腺癌，但是要进行门诊筛查，甚至接受有创的穿刺活检。不过相对于西方国家的患病人群，虽然我国的前列腺癌发病率较低，但是我们在临床上经常发现更多的中晚期前列腺癌，这严重影响着患者的预后，所以还是应该积极地进行筛查，做到早发现、早诊断和早治疗。

3. 除了 PSA，还有其他针对前列腺癌的肿瘤标志物吗

近年来，PSA 以外的其他肿瘤标志物也逐渐被认为具有潜在诊断前列腺癌的价值，例如新型前列腺癌抗原 3（PCA3）、前列腺特异性抗原同源异构体（p2PSA）、TMPRSS2：ERG 融合基因、前列腺健康指数（PHI）、4K 评分等，其主要目的是避免对不是前列腺癌或无须治疗的低级别前列腺癌患者进行过度穿刺活检，不过到目前为止还没有达到在临床广泛开展的阶段。

4. "早发现"是怎么定义的

前列腺癌被发现得越早，对患者的预后越好。一般在临床上，医生将仅局限在前列腺内，没有穿透前列腺和没有转移的肿瘤，称为早期或局限性前列腺癌。欧美的数据显示，患者在这个阶段接受治疗，5 年的生存率可以接近 100%，一旦出现远处转移，5 年的生存率则断崖式降到 30%。可见"早发现"对患者的意义有多大，不仅活得时间长，还会活得更有生活质量。

5. 多大岁数就该进行前列腺癌筛查了

前列腺癌是与年龄相关性最大的肿瘤之一，前列腺癌很少发生于 40 岁以前，欧美前列腺癌的发病年龄高峰在 50 岁，中国的发病年龄高峰是 60 岁。一般建议 50 岁以上的男性每年定期体检的时候进行前列腺癌筛查。

6. 有亲属患前列腺癌是不是要更早开始筛查

前列腺癌具有较强的家族遗传性，如果一个一级亲属（兄弟或父亲）患有前列腺癌，其本人患前列腺癌的风险会增加 1 倍以上。2 个或 2 个以上一级亲属患前列腺癌，其患前列腺癌的相对危险度会增至 5~11 倍。由于有前列腺癌阳性家族史的患者比那些无家族史患者的确诊年龄早 6~7 年，所以前列腺癌筛查最好从 40~45 岁开始做起。

7. 外祖父患前列腺癌会遗传给外孙吗

有一定的可能性，外祖父可能将特殊的基因遗传给母亲，再由母亲遗传给儿子。除了外祖父，如果舅舅和表兄弟患前列腺癌，也要注意。由于遗传性前列腺癌发病年龄较低，所以筛查要从 40~45 岁开始做起。

（四）哪些是前列腺癌的三级预防措施

前列腺癌的三级预防是针对确诊的前列腺癌患者，通过饮食和药物等策略阻止肿瘤的进展和预防复发，同时提高患者生活质量。

1. 患上前列腺癌还需要预防吗

前面提到的一级和二级预防是分别针对肿瘤未发生和早期发现时所采取的措施，一旦前列腺癌发展到晚期了，就要启动三级预防了。

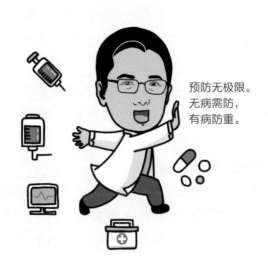

预防无极限。
无病需防，
有病防重。

2. 三级预防的意义是什么

三级预防的意义在于对晚期患者进行综合的治疗，正确有效地进行姑息和康复治疗，延长患者的生存时间，改善患者的生活质量。

3. 三级预防都包括哪些措施

三级预防主要是采用各种方法控制前列腺癌的生长，并且积极治疗并发症，治疗疼痛。主要治疗方法包括手术、化疗、放疗、内分泌治疗等，到最后就是做好临终关怀了。

4. 什么是临终关怀

临终关怀并不是一种治愈疗法，而是在前列腺癌患者将要逝世前的几个星期甚至几个月的时间内，专注于减轻其疾病的症状，延缓疾病发展的医疗护理。

5. 什么是姑息治疗

姑息治疗其实就是对前列腺癌晚期患者积极采用以提高患者尊严和生活质量为目的的治疗。

6. 焦虑或抑郁

无论是社会、家人、患者本人，还是医生，对确诊前列腺癌都存在焦虑情绪。可能你并没有意识到你在反复地思虑一件事，易逃避、易激动，而且这种状态可能会随着治疗过程中疾病的好转或加重而变化。疾病和心情可能会互为因果。所以需要客观地了解疾病的治疗过程，解除焦虑，这对治疗疾病，乃至家人的心态都有帮助。

7. 疼痛

前列腺癌最多见的是骨转移，这种转移会造成骨痛、病理骨折，如果骨转移出现在脊柱，还有可能出现脊髓压迫，造成神经系统的症状，乃至瘫痪。甚至有些患者是在看骨痛的时候发现患前列腺癌的。所以预防前列腺癌相关的骨骼不良并发症非常重要。此外，前列腺癌晚期，原发灶局部进展还会造成盆腔疼痛、血尿，由排尿困难、尿路感染等引起疼痛，所以预防疾病进展也非常重要。

8. 乏力

前列腺癌多见于老年人，患者身体的一般状态是在走下坡路。在患病后，更是雪上加霜，而且应用的内分泌治疗药物也会使患者出现乏力的状态。这个时候，在身体允许的情况下，进行规律的锻炼极其重要。

（瓦斯里江·瓦哈甫）

五、如何进行前列腺癌筛查和随访

世界范围内，前列腺癌是常见的恶性肿瘤之一，特别是欧美国家，黑种人和白种人发病率相对较高，亚洲黄种人的发病率相对较低。相反，我国前列腺癌患者的死亡率比欧美国家要高很多，主要原因是我国初诊前列腺癌患者中早期疾病所占比例较低，多数患者确诊时癌症已经发生转移，转移性前列腺癌不得不依靠药物维持治疗，一旦发生耐药，会严重影响患者的生命，因此，做到"早诊早治"非常重要。早期前列腺癌的比例较低与前列腺癌筛查工作不足有关，这也督促我国的临床工作者对前列腺癌筛查进行更多的宣传和普及。上文已经为大家介绍了前列腺癌的主要病因和预防方法，相信大家已经对前列腺癌的高危因素有了初步的认识。现在很多朋友心里都会想了，自己会不会得前列腺癌？哪些人应该特别注意？前列腺癌究竟有哪些症状？哪些实验室检查可以排除前列腺癌？下面将针对这些问题为大家进行简单的介绍。

（一）哪些人需要特别重视前列腺癌的筛查

1. 前列腺癌是"老年病"

首先需要明确的是，前列腺癌多发生于中老年男性，诊断的平均年龄大约是 67 岁，63% 的确诊患者年龄在 65 岁以上，50 岁以下的前列腺癌患者非常少见，前列腺癌是名副其实的"老年病"。因此，目前主要推荐 50 岁以上的中老年男性朋友做前列腺癌筛查，这个年龄的界值——50 岁，需要大家记牢。

2. 50 岁以下男性是不是可以不用筛查

有的朋友会问，既然 50 岁以下男性前列腺癌发病率比较低，那么是不是这些人就不需要进行筛查了呢？对于绝大多数 50 岁以下男性来讲，确实无须常规筛查，但在此需要提醒的是，前列腺癌具有明显的家族遗传倾向，如果 50 岁以下男性的一级亲属（父母、亲兄弟姐妹和子女）具有前列腺癌家族史（女性亲属患过卵巢癌或乳腺癌），特别是一级亲属发生前列腺癌的年龄低于 50 岁，那么这类人群发生前列腺癌的风险要比普通人高 2~6 倍。因此，推荐此类人群将前列腺癌的筛查年龄提前至 45 岁。

3. 基因检测是否可以明确遗传因素

既然前列腺癌具有家族遗传倾向，如果一级亲属患有前列腺癌，那么如何才能明确自身是否携带遗传性的致病基因呢？这就需要进行基因检测。提起基因检测，大家一定觉得这是一种高端神秘的检查，其实随着人们对于疾病认识的深入和现代生物技术的发展，基因检测已经不是什么难事，抽取 1~2 管外周血，只需要 10~20ml 血液，就可以进行基因层面的相关检测。目前，在前列腺癌的诊治中，基因检测多用于晚期阶段药物的筛选。对于前列腺癌的筛查，基因检测其实也有着非常重要的作用，是遗传咨询的关键依据，做了基因检测才能最终明确自身是否存在已知的和前列腺癌相关的致病性突变基因，如 *HOXB13*、*BRAC* 等。另外，对于那些本身曾经患有其他恶性肿瘤的朋友，自身可能确实存在基因的问题，基因检测也可以大展拳脚，可以更加精准地找到患前列腺癌风险较高的人群，做到"精准"筛查。当然，基因检测在揭开疾病潜在风险神秘面纱的同时，也可能增加受检者的心理负担（如果结果阴性，则会如释重负）。因此，选择合适的人群进行适时的检测，并且做到接受检测者的充分知情同意，是基因检测的前提，并非必须。

4. 基因检测是不是一定能够锁定需要密切筛查的人群

前列腺癌阳性家族史目前是公认的罹患前列腺癌的高危因素，基因检测是"精准"的辅助工具，但非常遗憾，其实除了已知的致病性突变基因外，如前述 *HOXB13*、*BRAC* 等，未知或不确定的相关基因还很多，大家不能把基因检测当作万能的钥匙。因此，并不是做了基因检测就一定能够锁定需要筛查的人群。

（二）前列腺癌都会出现哪些症状

1. **什么症状都没有，会不会有前列腺癌的可能**

如果把生活方式、环境、饮食等因素当作主观因素，那么年龄和遗传因素则是既定的客观因素，我们可以按照这些客观因素进行对号入座，以便明确有无必要进行前列腺癌筛查。但有些朋友可能有疑问："到了岁数"——前列腺癌筛查的年龄界值（没有遗传因素，50岁；具有遗传因素，45岁），如果没有任何症状，会不会有患前列腺癌的可能性？在此需要特别强调，早期前列腺癌由于病灶局限于前列腺腺体内，对周围组织、器官和尿道等没有任何影响，通常不会有任何症状表现，往往需要依靠其他指标进行筛查，如前列腺特异性抗原（prostate specific antigen，PSA）。因此，即使没有任何症状的"健康人"，"到了岁数"也要重视前列腺癌的筛查。

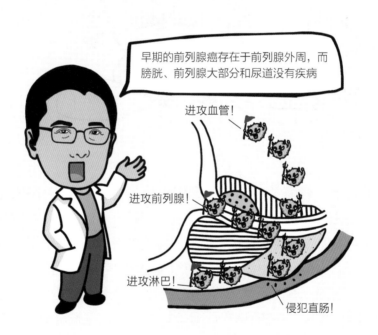

早期的前列腺癌存在于前列腺外周，而膀胱、前列腺大部分和尿道没有疾病

进攻血管！

进攻前列腺！

进攻淋巴！

侵犯直肠！

2. **尿便异常可能是前列腺癌的警报**

前列腺虽然腺体不大，但"地理位置"非常重要，可以总结为"扼守尿道、挟制直肠"，当病变发展到一定程度，如挤压尿道，可能会引起很多排尿不适症状，包括排尿困难、尿滴沥、尿等待等排尿不畅症状，或尿频、尿急、尿痛等尿路刺激症状。实际上，在老年男性中引起这些症状最常见的疾病是良性

前列腺增生，但出现以上症状，千万不要忽视前列腺癌的可能，因为局部晚期前列腺癌的症状可与良性前列腺增生症状相混淆，如果前列腺癌侵透膀胱或尿道，甚至会出现肉眼血尿。因此，如果出现这些症状，不能理所当然地认为是良性前列腺增生。首先需要除外前列腺癌，才能踏踏实实地按照良性疾病进行治疗，两种疾病的治疗方案是完全不同的。前列腺与直肠仅仅隔着一层薄薄的膜性筋膜结构，如病灶挤压甚至侵犯直肠，还可能会出现大便形状改变、便血等情况。因此，尿便异常可能是前列腺癌的警报。

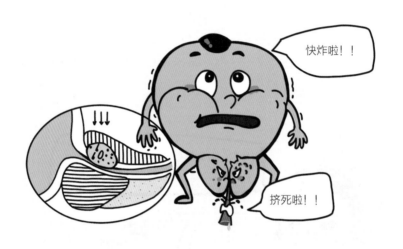

3. **腰酸背痛、骨骼关节痛，前列腺癌患者意料之外、情理之中的症状**

前列腺驻守尿液流出的通道，和直肠紧贴，可以想象，如果流出通道受到前列腺癌的影响，必然导致前列腺癌患者出现各种排尿症状或尿路刺激症状及排便异常。但现实生活中，却有很多患者并不是因为这些局部症状前来就诊，而往往是因为一些比较意外的症状，比如腰酸背痛、骨骼关节痛。很多人都是感觉腰背部或四肢关节酸痛不适到骨科首诊，严重者可能会出现骨折，检查发现多发骨骼病变，穿刺病理明确为前列腺癌或检查发现前列腺特异性抗原（PSA）明显升高，才被骨科大夫推荐到泌尿外科就诊，并进一步检查明确为前列腺癌。这些意料之外的症状其实是由前列腺癌发生骨转移所导致的。但实际上这又在情理之中，因为晚期前列腺癌患者90%以上的转移部位都发生在骨骼，以中轴骨（脊柱、骨盆）多见，四肢、躯干次之。因此，老年男性如果出现腰背部、四肢骨骼关节等部位的疼痛不适，甚至骨折，一定要警惕前列腺癌的存在。

·············· （三）前列腺癌筛查都需要做哪些实验室检查 ··············

1. 前列腺癌有没有相关的肿瘤标志物

非常幸运，前列腺癌有相关的肿瘤标志物，这是前列腺癌能够早期诊断的关键因素。前面已经提到，它就是前列腺特异性抗原（prostate-specific antigen，PSA），是前列腺癌筛查的首选武器。从1979年在前列腺组织中提炼出PSA，到二十世纪八十年代末、九十年代初将PSA应用于临床，作为前列腺癌的肿瘤标志物，PSA目前已经被广泛应用于前列腺癌筛查、分期和治疗效果的监测。细心的朋友可能会发现，在中老年男性的标准体检报告中都会有PSA这一项，这实际上就是用来筛查前列腺癌的。

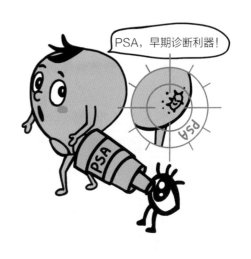

2. PSA升高是否意味着一定患有前列腺癌

PSA有它的正常数值，通常认为是0~4ng/ml，那么当PSA升高时，是否一定患有前列腺癌呢？在这里需要重点强调的是，PSA是指前列腺特异性抗原，而非前列腺癌特异性抗原，有很多因素可以影响PSA的数值，这也是为什么PSA升高并不意味着就一定患有前列腺癌的原因。PSA是由前列腺腺体上皮细胞分泌的，只要前列腺腺体上皮细胞受到破坏，血液中的PSA就会升高，影响因素包括前列腺增生、前列腺腺体受到诸如感染等炎症因素刺激、急性尿潴留、直肠指诊按压前列腺，甚至性生活、尿道内操作如留置尿管、膀胱镜检查等都可能导致PSA升高。因此，当化验结果提示PSA升高时，临床大夫可能会多问一些此类的相关问题，如果确实具有相关的影响因素，那么此时的PSA往往并不是真实状况的反映，多数需要过2周到1个月的时间再复查。当然，如果PSA升高的幅度很大，那么一定要高度怀疑前列腺癌，需要排除以上因素后复查PSA，如果确实怀疑前列腺癌，就要做进一步的检查。

3. PSA"灰区"——一个"模棱两可"的地带

上面提到，PSA 升高并不一定患有前列腺癌，因为 PSA 并非前列腺癌特异，但如果排除了其他异常情况，而 PSA 高于 10ng/ml，还是要高度怀疑前列腺癌的。但有一个区域，被称为 PSA"灰区"，即 PSA 在 4~10ng/ml，可以说这是一个"模棱两可"的地带，也是临床医生决定是否穿刺活检的犹豫区间，因为这种情况下前列腺癌的发生率为 20%~30%。这个时候就需要结合其他的指标和检查，才能提高前列腺癌的检出率，避免不必要的前列腺穿刺活检。

4. PSA 在正常范围是不是不会有前列腺癌的可能

前面提到，PSA 的参考范围是 0~4ng/ml（这里指的 PSA 是总 PSA，也标记为 tPSA），那么如果 PSA 小于 4ng/ml，是不是就不会有前列腺癌的可能呢？PSA 升高当然会引起我们的紧张，但如果 PSA 在正常范围内，并不是没有前列腺癌的可能，只是这种概率会相对较低，为 10%~20%。因此，PSA 不应该作为前列腺癌筛查的唯一指标，还需要结合其他相关的体格检查和影像检查结果等综合考虑。

5. PSA 检查结果包含几个数值，应该如何解读

很多细心的朋友会发现，PSA 检测化验单上并非只有一个数值，这和其他肿瘤标志物不同，完整的 PSA 化验单，通常由血清总 PSA（total PSA，tPSA）、游离 PSA（free PSA，fPSA）和游离/总 PSA（f/tPSA）三个数值组成，体检报告中的 PSA 其实是指 tPSA。这是为什么呢？实际上，血清中的 PSA 有两种状态，一种是 fPSA，即游离状态的 PSA，一种是和血清蛋白结合的结合性 PSA，两者在血清中的浓度总和即为 tPSA。我们通常关注两个数值，即 tPSA 和 f/tPSA。临床常用 0~4ng/ml 作为 tPSA 的正常范围，4~10ng/ml 为中间值，大于 10ng/ml 为明显升高；而 f/tPSA 的正常范围在各个医院会略有差异，该数值越低越不好，但一般不单独应用，通常作为 tPSA 的补充。当 tPSA 大于 10ng/ml 或 tPSA 在 4~10ng/ml、f/tPSA 低于正常数值的下限时，需要引起我们的高度重视，并向泌尿外科医生咨询。

6. 隐藏在 PSA 化验单背后的化验结果——PSA 密度、PSA 速率

PSA 化验单上往往只有三个数值，即总 PSA（total PSA，tPSA）、游离 PSA（free PSA，fPSA）和游离/总 PSA（f/tPSA），但如果这些数值都

正常，也不能放松警惕。实际上，隐藏在这三个数值背后的另外两个数值也需要关注，即 PSA 密度和 PSA 速率。PSA 密度，顾名思义，可以简单地理解为质量与体积的比值，这里的质量就是 tPSA，体积则是前列腺体积，可以通过前列腺超声、MRI 等获取。前列腺体积会影响 tPSA 的数值，而 PSA 密度正是考虑了前列腺体积后计算得到的数值。如果 PSA 密度高于 0.15，也要考虑前列腺癌的可能性。另外，如果 PSA 速率，即 PSA 每年的增长数值，增长过快，通常认为 0.75ng/ml 是个界值，即 PSA 每年增长超过 0.75ng/ml，也提示需要警惕前列腺癌的可能。

7. 除 PSA 外，还有其他前列腺癌相关的肿瘤标志物吗

其实除了 PSA 外，还有其他有关于前列腺癌的肿瘤标志物，*PCA3* 就是其中之一，*PCA3* 是一种非编码 mRNA，可以通过腺体排泌到尿液中，通常会留取尿液来检测 *PCA3* 的浓度。留取尿液之前需要通过直肠做前列腺按摩，以便前列腺液可以分泌到尿道，之后再排尿留取尿液进行 *PCA3* 的检测。尿液检查相比于血 PSA 检测更加无创，但目前仍处于研究阶段，并未真正应用于临床。其他新的、灵敏度更高的检查也在不断探索中，目前 PSA 仍然是临床中应用最多、最为成熟的检查。

8. 前列腺健康指数是什么

前列腺健康指数（prostate health index，PHI）是综合了 tPSA、fPSA 和另外一种被称为前列腺同源异构体 2（PSA isoform 2，p2PSA）的多因子数学综合指数，简单来说 PHI 是由这三种参数组成的计算公式所得出的一个数值，是经过复杂的统计分析才"发明"的一个和前列腺癌可能相关的"人工"指标，可以说是医生和统计学家智慧的结晶。其中，p2PSA 是一种 PSA 前体的异构体，据研究表明相对于 PSA 具有更高的肿瘤特异性，但 p2PSA 的检测需要特殊的试剂盒，并不是所有医院都有开展。当然，何时会应用到 PHI 呢？当 tPSA 为 4~10ng/ml，PHI 可以作为辅助检测手段，用于区分是否可能存在前列腺癌。

9. 神秘的前列腺，通过直肠指诊触手可及

前列腺位于盆腔深方，下方为盆底，上方与膀胱相连，在盆腔如此狭小的空间内，这是一个看似很隐秘的位置，但非常幸运的是，由于其后方毗邻直肠，我们可以通过肛门直肠这个自然腔道触摸到前列腺，使得这个隐藏在

盆底的器官，可以触手可及，这成就了前列腺的重要体格检查项目——直肠指诊。直肠指诊可以帮助我们判断前列腺的大小、了解前列腺的质地及其与直肠的关系，由于前列腺癌病灶大部分位于前列腺侧后方的外周带，即前列腺的后外侧，直肠指诊可以直接触碰到这一区域，从而明确前列腺有无可疑硬结，这往往是前列腺癌的重要体征表现。当然，这时候就要忍受大夫将手指插入肛门的酸胀感，受检者需要深呼吸、大口喘气、放松自身，千万不要抗拒这一重要的体格检查项目。

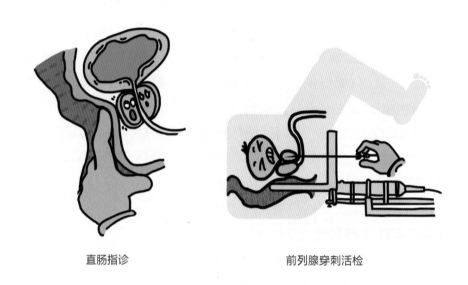

直肠指诊　　　　　　　　　　　　　前列腺穿刺活检

10. 前列腺超声

当然，除了 PSA 和直肠指诊外，往往还需要做一些影像学检查，前列腺超声就是其中之一。前列腺超声可以通过两种途径进行，一种是经腹部，一种是经直肠，前者受到腹部胀气等因素的影响，距离前列腺较远，准确性往往不及后者，因此更加推荐进行经直肠的前列腺探查。超声可以获取前列腺的大小和体积，还可以探查前列腺是否具有异常回声的结节。当然，前列腺超声检查发现前列腺结节，往往不具有疾病特异性，只是可以提供给临床大夫一些额外的线索，以判断是不是需要对前列腺进行其他检查。

11. 前列腺磁共振检查，即核磁检查——MRI

虽然前列腺超声具有无辐射、便捷、廉价的特性，但分辨率差于前列腺 MRI，特别是有一种被称为多参数 MRI 的检查方法，对于前列腺内体积微小或恶性度较高病灶诊断的敏感性和特异性均较超声有明显的提高。如果身体没有逆磁性植入物或对 MRI 造影剂过敏，多参数 MRI 更多的时候可以替代超声，是临床大夫另一个得力的武器。依据多参数 MRI 检查的结果，我们往往将发生前列腺癌的风险分为五等，1~2 级不需要进一步检查，4~5 级必须进行前列腺的进一步组织学检查，3 级是一个需要综合考虑的界值。

12. 前列腺的"高端"检查——PSMA PET-CT

这里提到的"高端"检查 PSMA PET-CT，相信很多人未曾听说过。

说它"高端"，第一是因为做这个检查需要特殊的装备和药品；第二是因为价格相比于超声和 MRI 要高很多，多数情况下需要自费；第三是 PSMA PET-CT 可以帮助我们进行一步到位的评估，除了评估前列腺局部有无可疑病灶外，还可以明确全身范围有无可疑的转移病灶，并且它的敏感性和特异性相比于 MRI 进一步提升，可以说是当前针对前列腺癌最先进的检查方法。当然，在前列腺癌筛查阶段的应用还比较少，如果超声和 MRI 都无法探及病灶，但又高度可疑，可以用 PSMA PET-CT 来进行评估。当然，技术仍然在不断进步，目前甚至有更加先进和新颖的 PSMA PET-MRI，结合了 MRI 和 PET 两者的优势，诊断的准确性更高。

13. 前列腺穿刺活检，没有想象的那么恐怖

即使是前述各种实验室检查和影像学检查发现前列腺可能存在恶性肿瘤的可能，诊断前列腺癌的"金标准"依然是获取前列腺的标本来进行病理分析，获取前列腺标本最常用的方式就是前列腺穿刺活检。有朋友会问，前列腺位置那么深，穿刺一定很困难、也很疼。实际上，这个困难已经被医生攻克，虽然前列腺位置很深，但前列腺穿刺技术已经是非常成熟的操作过程，另外前列腺穿刺并不会很疼，穿刺时往往会有一种胀胀的感觉，这是由于前列腺属于内脏器官，由自主神经传导疼痛，只有当穿刺针穿透前列腺包膜的时候会有一种轻度的胀痛感。

前列腺穿刺通常有两种途径，一种是经直肠，这个前面已经提到，前列腺就

位于直肠壁前方；另一种是经会阴，也就是男性阴囊后方的皮肤部位，经会阴往往需要麻醉配合，因为皮肤的疼痛往往难以忍受。另外，穿刺位点并不是孤立的进针位置，皮下局部麻醉和静脉全麻均可以满足穿刺的要求。一般来说，选择经直肠还是经会阴穿刺都是可以的，并没有哪一种绝对好，总体穿刺阳性率相似。但是对于前列腺内一些特殊部位的病灶或患者伴有其他疾病（如因直肠癌已经将肛门切除），不同的穿刺方式各有优点，建议听从医生的建议。

14. 前列腺穿刺活检，是不是可以反复做

既然前列腺穿刺可以获得病理标本，那是不是就百发百中呢，实际上并非如此。前列腺穿刺有靶向穿刺和系统穿刺两种，靶向穿刺一般需要结合前述影像学检查，系统穿刺类似于一个固定的模板，在前列腺上进行分区域的穿刺，穿刺位点基本覆盖整个前列腺的各个区域。但即便如此，穿刺毕竟只是获取前列腺上的一小部分病理标本，病灶并不一定百分之百地被穿刺获取。因此，病理结果如果提示没有发现前列腺癌，依然需要定期关注前列腺，特别是PSA明显高于正常范围或影像学检查高度可疑，这个时候往往需要进行二次甚至三次、四次的穿刺活检。当然三次及以上的穿刺活检需要慎重，首先穿刺阳性率较低，其次是即使存在阳性病灶，恶性度也可能并不高。因此，前列腺穿刺活检是可以反复进行的，只不过需要充足的证据来支持穿刺活检，间隔时间也不宜过短，往往需要间隔至少三个月。而此时靶向穿刺，即利用前述影像学技术进行可疑病灶针对性的穿刺活检就派上了用场，往往用于疑难病例的确诊。

（四）应该怎么做

前面讲了这么多关于前列腺癌筛查的知识，那么日常生活中我们该如何进行实际操作呢，在此做一个简要的总结。50岁以上的男性朋友需要定期筛查前列腺癌，具有前列腺癌家族史或其他恶性肿瘤既往史的男性朋友，需要将前列腺癌或其他恶性肿瘤筛查的年龄进一步提前。如果具有明确的家族史或恶性肿瘤既往史，基因检测可以帮助明确自身是否携带高危的致病基因突变，可以更加有针对性地进行前列腺癌筛查。前列腺癌筛查首选PSA检验，它可以满足多数前列腺癌筛查的要求，发现PSA异常后再遵从医生的建议进行针对性的检查。PSA升高也不必

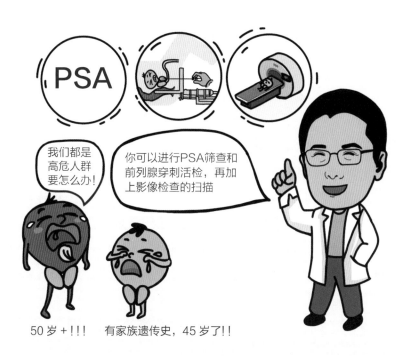

紧张，毕竟前列腺穿刺活检才是诊断的"金标准"，此时需要做的就是到专业的医疗机构明确有无前列腺穿刺指征。PSA 化验、直肠指诊、影像学检查是决定前列腺是否具有穿刺活检指征的"三部曲"，只要其中有一项存在问题，理论上就具备前列腺穿刺活检的指征。

（赵强）

六、前列腺癌的诊断和分期

如果在体检时发现 PSA 升高，或者是医生在进行直肠指诊时发现前列腺有问题，这个时候并不能说明患了前列腺癌。如果要诊断前列腺癌还需要穿刺活检，也就是取几小块前列腺组织进行化验，判断是否是前列腺癌。癌症不会是几天或几个月就出现的，一般从有前列腺癌到发现有较长时间的潜伏期，所以确诊前列腺癌也不要着急和恐慌，调整好心态，配合医生，完善必要的检查。在穿刺活检发现并证明罹患前列腺癌后，需要进行确定前列腺癌分期的检查，就是评估前列腺癌有没有扩散、有没有转移。

治疗前列腺癌之前必须有上述的诊断，医生需要依据病理的结果和临床的分期，才能制订有效的治疗方案，乃至于治愈。

（一）前列腺癌的诊断

1. 前列腺癌的临床诊断标准是什么

临床诊断，是指临床医师综合考虑患者的症状、病史、实验室检查和影像学检查的结果，判断患者是否患有前列腺癌。事实上，对于癌症这类疾病，即使大量的研究表明某些症状、实验室检查或影像学检查结果跟癌症具有特别强的相关性，也不能通过这些结果来给一个患者 100% 准确的诊断，只能说"怀疑""高度怀疑""基本上"是前列腺癌。前列腺癌的确诊，是需要前列腺穿刺之后通过病理学检查来明确的。最常用来筛查和早期诊断前列腺癌的两个项目便是血清 PSA 的实验室检查和直肠指诊，前者更为常见。不同于前列腺增生，前列腺癌好发于前列腺的外周带，因此当肿瘤体积超过 0.2ml 时就能通过直肠指诊触及，具体表现为坚硬结节、边界不清、无压痛，然而未触及结节不能排除前列腺癌的可能。PSA 是前列腺特异性抗原，而非前列腺癌特异性抗原，因此当发现 PSA 升高时并不意味一定是前列腺癌，也可能是良性前列腺增生、前列腺炎等其他非恶性疾病。尤其当 PSA 为 4~10ng/ml 的时候，仅仅有 1/4 的患者确实存在前列腺癌。但 PSA 越高，往往提示诊断前列腺癌的概率及前列腺癌的分期可能增高，值得注意的是，有部分前列腺癌患者的 PSA 并不是很高。综上，临床上我们主要通过直肠指诊和实验室检查 PSA 来"诊断"前列腺癌。当临床上怀疑前列腺癌的时候，需要进一步行影像学检查评估局部特征，同时应行前列腺穿刺获取病理以明确诊断。

2. 前列腺癌在影像学上有什么特征性表现

医学影像学是借助于某种介质（如 X 射线、电磁场、超声波等）与人体相互作用，把人体内部组织器官结构以图片形式呈现出来的学科，医师根据影像提供的信息进行判断。简单地说，影像学就是给医生安装了一个"透视眼"，能够帮助医生看到患者的体内脏器，发现疾病。适用于前列腺癌的常见影像学检查包括：B 超、MRI、骨扫描和 PET。

B 超：早期前列腺癌，表现为前列腺外周带的低回声结节，也有少数为等回声或非均匀性回声增强。进展期前列腺癌，表现为前列腺不规则分叶状增大，包膜回声连续性中断，内部回声强弱不均，病变区为边界不清的弱回声团块或结节，前列腺结构境界不清。彩色多普勒成像显示非对称性异常血流，在肿瘤周围和/或内部血流丰富。

MRI：多参数磁共振（multi-parametric magnate resonance imaging，mpMRI）包括常规序列和至少 2 个功能序列。常规序列指 T_1WI 和 T_2WI，功能序列主要包括 DWI、DCE-MRI 和磁共振波谱 MRS。根据病灶在前列腺的条带和信号的差异，

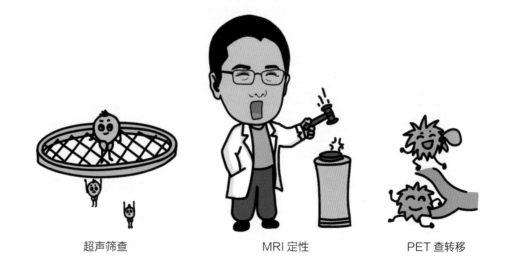

超声筛查　　　　　　　　MRI 定性　　　　　　　　PET 查转移

制定了各序列在不同条带的评分标准，最后综合得出 PI-RADS 评分（表 1~6），对提示前列腺癌有重大意义，其中 1 分为概率非常低，2 分为概率低，3 分为概率中等或模棱两可，4 分为概率高，5 分为概率非常高。MRI 还可以对前列腺进行局部分期，T_1WI 主要用于观察盆腔淋巴结和骨转移情况，T_2WI 空间分辨率高，包膜显示清晰，便于观察前列腺癌的精囊受侵和包膜外侵犯情况。

ECT 及 PET 主要用于前列腺癌转移的评估或者治疗后疗效的评价，简单理解就是在常规影像中哪个地方有异常的"黑"或"亮"，就有可能是前列腺癌的转移病灶。

以上这些检查是专业的描述，你只要知道，超声检查是筛查，对诊断前列腺癌没有特异性，所以超声发现前列腺有结节并不用着急。MRI 对于前列腺的局部特征比较特异，可以帮助初步判断是否是前列腺癌。以下表格是对 MRI 的一些描述，有兴趣的读者可以看一看。而 PET 则是肿瘤转移评估的良好工具。

表 1　前列腺外周带的 T_2WI 评分标准

评分	T_2WI 表现
1 分	均匀高信号强度（正常）
2 分	线形或楔形信号或弥漫性轻度低信号，通常边界模糊
3 分	不均匀信号强度或非局限性、圆形、中等低信号，包括不符合 2 分、4 分或 5 分的其他异常信号
4 分	局限性、均匀的中等低信号；病灶或肿块局限于前列腺和最大直径小于 1.5cm
5 分	表现同 4 分，但最大直径大于等于 1.5cm 或有明确的包膜外侵犯或侵袭行为

表 2　前列腺移行带的 T_2WI 评分标准

评分	T_2WI 表现
1 分	均匀的中等信号强度（正常）
2 分	局限性低信号或不均质有包膜的结节（良性前列腺增生）
3 分	不均匀的信号强度伴边界模糊，包括不符合 2 分、4 分或 5 分的其他异常表现
4 分	透镜状或非局限性、均匀、中等低信号，最大直径小于 1.5cm
5 分	表现同 4 分，但最大直径大于等于 1.5cm 或有明确的包膜外侵犯或侵袭行为

表 3　前列腺外周带或移行带的 DWI 评分标准

评分	DWI 表现
1 分	ADC 图及高 b 值 DWI 图像均未见异常
2 分	ADC 图示模糊低信号
3 分	ADC 图示局灶性轻、中度低信号，且高 b 值 DWI 示等信号或轻度高信号
4 分	ADC 图示局灶性明显低信号，且高 b 值 DWI 示明显高信号，最大直径小于 1.5cm
5 分	表现同 4 分，但最大直径大于等于 1.5cm 或有明确的包膜外侵犯或侵袭行为

表 4　前列腺外周带或移行带的动态对比增强 MRI 评分标准

评分	动态对比增强 MRI 表现
阴性	无早期强化，或弥漫性强化而在 T_2WI 和 / 或 DWI 上不能发现对应病灶，或局灶性强化，对应 T_2WI 上的良性前列腺增生结节
阳性	与邻近正常前列腺组织相比，出现局灶性早期或同时强化，且在 T_2WI 和 / 或 DWI 上有相应异常发现

表 5　外周带的 PI-RADS 第 2 版评分标准

PI-RADS 评分	DWI	T_2WI	DCE-MRI
1 分	1 分	1~5 分	阴性或阳性
2 分	2 分	1~5 分	阴性或阳性
3 分	3 分	1~5 分	阴性
4 分	3 分	1~5 分	阳性
4 分	4 分	1~5 分	阴性或阳性
5 分	5 分	1~5 分	阴性或阳性

表 6　移行带的 PI-RADS 第 2 版评分标准

PI-RADS 评分	DWI	T_2WI	DCE-MRI
1 分	1~5 分	1 分	阴性或阳性
2 分	1~5 分	2 分	阴性或阳性

续表

PI-RADS 评分	DWI	T₂WI	DCE-MRI
3分	≤4分	3分	阴性或阳性
4分	5分	3分	阴性或阳性
4分	1~5分	4分	阴性或阳性
5分	1~5分	5分	阴性或阳性

3. 病理是前列腺癌诊断的"金标准"

按照世界卫生组织的病理分类，前列腺癌至少有51种，就像"龙生九子、各不相同"一样，每种前列腺癌均有其特异性，治疗方式可能完全不同。我们常说的前列腺癌一般是指腺泡腺癌，它的特征是前列腺特异性抗原（我们常说的 PSA）可能增高，多发骨骼转移，内分泌治疗（也就是降低雄激素）有效，但是这类前列腺癌至少包括 8 种类型：萎缩型、假增生型、囊型、泡沫型、黏液型、印戒型、多形性巨细胞腺癌和肉瘤样腺癌。此外，前列腺癌还可以有导管癌、导管内癌、尿路上皮癌、鳞癌、基底细胞癌、神经内分泌癌、间质肿瘤、转移瘤、血液和淋巴瘤等。小细胞神经内分泌癌也是前列腺癌的一种类型。前列腺穿刺活检的病理诊断仍是前列腺癌诊断的"金标准"，对确定治疗方式非常重要。

4. 前列腺癌有早期诊断标志物吗

目前常用的前列腺癌早期诊断标志物为前列腺特异性抗原（PSA），然而 PSA 是组织特异性标志物而不是肿瘤特异性标志物，PSA 升高并不代表一定是前列腺癌，但可以提示患者有前列腺癌的可能性。目前已知的真正意义上的前列腺癌特异性标志物包括：①前列腺癌抗原 3（prostate cancer antigen 3，*PCA3*），*PCA3* 是前列腺特异性、非编码的 microRNA（mRNA）生物标志物，在直肠指诊前列腺按摩三次后尿沉渣中可检测到，这一测试称为 Progensa 测试。该实验已获得 FDA 批准。在 PSA 升高的男性中，通过 Progensa 测试尿中 *PCA3* 在诊断和检出前列腺癌上效果优于检测总 PSA 和游离 PSA。*PCA3* 分数会随着前列腺癌体积的增加而增加，但关于它是否独立预测前列腺癌的分级尚未定论。②*HOXC6* 和 *DLX1*，同样为经过直肠前列腺按摩后的尿液中分离出的 mRNA 生物标志物，该实验称为 SelectMDX 实验。③*TMPRSS2-ERG* 融合基因，这是一种跨膜蛋白酶丝氨酸 2（*TMPRSS2*）和 *ERG* 基因的融合，可在 50% 的前列腺癌中检测到。当把尿 *TMPRSS2-ERG* 检测加入到尿 PCA3 检测和血清 PSA 检测中，称为密歇根前列腺癌评分 MiPS，这样对前列腺癌预测的准确度大大提高。

这些前列腺癌早期诊断的标志物，也是治疗过程中监测的重要指标，可以部分说明治疗是否有效。

（二）前列腺癌的穿刺活检

1. 什么是前列腺穿刺活检

前列腺穿刺活检就是拿细针穿一下前列腺，取出一些前列腺组织进行化验，确定是否是前列腺癌。我们现在有先进的影像技术，可以在超声、磁共振乃至是 PET-CT 的引导下穿刺前列腺，这就像给穿刺针装上了眼睛，使穿刺更加安全、准确。穿刺一般有经直肠穿刺和经会阴皮肤穿刺，经直肠穿刺是在经直肠超声的指引下，把针穿刺到前列腺，取出组织，进行检验。但发生前列腺癌的时候，前列腺就像一个草莓，癌细胞就像草莓表面的种子，是星星点点分布在草莓上的，所以即使肯定有前列腺癌，穿刺活检的时候也可能漏诊。所以，在 PSA 异常或直肠指诊异常时，如果穿刺没有发现前列腺癌，也需要定期严格复查。

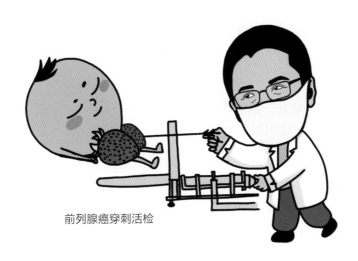

前列腺癌穿刺活检

2. 穿刺活检会有什么并发症出现

前列腺穿刺活检是一项有创操作，包括经会阴穿刺和经直肠穿刺，前者常见。最初经直肠超声引导下前列腺穿刺最常用，穿刺前需要灌肠并应用抗生素，以预防感染并发症的出现，这是经直肠穿刺活检最担心的并发症之一。此外，常见的并发症还包括血精、血尿（大于 1 天）、直肠出血和尿潴留等。目前由于经会阴皮肤穿刺前列腺可以获得更充分的前列腺组织，所以采用这种方式进行前列腺穿刺活检患者数有增多的趋势。这种穿刺方法主要的并发症是疼痛，所以需要在穿刺前进行局麻或静脉麻醉。这种穿刺方式很少出现感染，其他并发症与经直肠穿刺相似。

3. 如果有前列腺癌，会通过穿刺活检扩散吗

这个问题有两个层面的意思，第一，癌细胞是否会沿着穿刺的针道进行播散；第二，癌细胞是否会到血液里，出现转移。

肿瘤沿着穿刺活检的针管播散是极其罕见的，目前也没有发现穿刺针会导致肿瘤播散的风险增高。不仅仅是前列腺癌，像乳腺癌、肺癌等也需要穿刺活检，像胃癌、肠癌、膀胱癌等也需要通过腔镜进行活检。这些肿瘤中，都没有因穿刺活检出现肿瘤的种植转移，所以穿刺时大可放心。另外，在对具有低或很低前列腺癌罹患风险的男性的密切监测中，重复的经直肠 B 超引导下前列腺穿刺也不会导致癌症进展的风险增加和治疗的结局变差。除此之外，很多首次穿刺阴性的男性在随访过程中行重复穿刺，其结果仍为阴性也表明了先前活检导致的癌症扩散是不存在的。

而对于第二种，癌细胞是否会到血液里，出现转移，更是不太可能。穿刺活检可能导致肿瘤细胞入血，但是在前列腺癌仍局限的情况下，这些肿瘤细胞很快会被我们的免疫系统所识别而被消灭。另外，癌症细胞即使入血，在没有相关环境支持的情况下，也无法在脏器中扎根、生存。所以，大可不必担心穿刺活检会导致肿瘤转移。

4. 如果穿刺活检没有发现前列腺癌，是不是就没事了

穿刺活检阴性的结果是医生和患者都喜闻乐见的。但是这个结果也会令医生很纠结。因为穿刺本身的原因就是发现了前列腺结节或 PSA 异常，如果穿刺结果为阴性，那是什么原因引起了检查结果的异常？非常遗憾的一个自

然规律是人没有病的状态是短期的，高龄以后前列腺癌的发生率会越来越高，所以一次穿刺的阴性结果，仅仅是一场战役的获胜，只意味着这次穿刺的几个部位没有发现肿瘤，并不意味着其他部位没有肿瘤，也不意味着以后不会再长肿瘤。所以在之后随访的过程中，当临床体检（如直肠指诊）或其他辅助实验室检查仍怀疑前列腺癌时（如 PSA 升高、磁共振检查发现可疑病灶），仍须考虑重复穿刺或饱和穿刺。当然，鉴于前列腺癌特异性标志物的发现，目前也有人认为，当穿刺活检阴性的时候，可以通过检测前列腺癌特异性指标（如尿液中的 PCA3）来代替重复穿刺，但国内尚无相关应用。

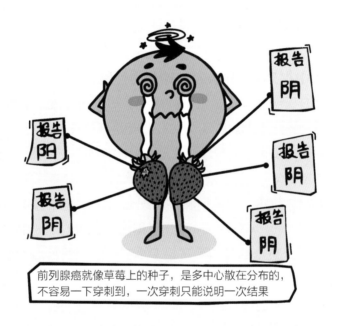

前列腺癌就像草莓上的种子，是多中心散在分布的，
不容易一下穿刺到，一次穿刺只能说明一次结果

（三）前列腺癌的病理结果解读

1. 前列腺上皮内瘤变是前列腺癌吗

正常的前列腺腺体表面都有一层上皮细胞，具有分泌功能，如果这层细胞发生异常变化，向肿瘤细胞改变，但并未改变上皮细胞的结构和层次，类似于一排队伍里出现了"内奸"，但暂时还没有破坏队伍的队形，是潜在的破坏分子，即称为前列腺上皮内瘤变（prostate intraepithelial neoplasia，PIN)，根据形态特点分为低级别 PIN（LGPIN）和高级别 PIN（HGPIN）。

前列腺上皮内瘤变不是癌，目前认为 HGPIN 是前列腺癌的癌前病变。所以穿刺报告中如果出现了 HGPIN，而没有发现前列腺癌，则需要再次穿刺活检。

病理报告不应出现 LGPIN。首先，病理学家无法很好地区分 LGPIN 和良性前列腺组织；其次，通过针刺活检诊断出 LGPIN 的患者，与活检后是良性结果的男性相比，并没有更高的癌症罹患风险。HGPIN 是某些前列腺癌的癌前病变的主要证据包括：①与没有癌变前列腺组织相比，HGPIN 中癌灶的大小和数量都有所增加；②随着 HGPIN 含量的增加，多灶性癌的数量也增加；③HGPIN 具有与癌相似的生物标志物和分子变化，约20%的 HGPIN 损伤带有 *TMPRSS2-ERG* 融合基因，这是在约50%的前列腺癌中可检测到的常见分子异常。但是值得注意的是，在癌症发生的过程中，不一定需要 PIN 存在。低级别的前列腺癌，特别是发生在移行区的低级别的前列腺癌，跟 HGPIN 没有太大关系。

2. 病理报告中提到的 Gleason 评分为何物

在前列腺的病理标本中，根据肿瘤细胞的分化程度，病理学家会给予不同的分级，一共 5 级。所谓分化程度就是细胞的"好坏"，越"坏"的细胞，分级越高，简言之 Gleason 5 分，就是"穷凶极恶"的细胞，而 Gleason 1 分的细胞仅仅是"不良少年"，还不是"犯罪分子"。

Gleason 评分系统（GS）把前列腺癌组织分为主要前列腺癌细胞评分和次要前列腺癌细胞评分两类，两类 Gleason 分值相加得到的总评分即为其分化程度。换句话说，就是在一个班上的学习尖子是多少，拉后腿的落后生是多少，这两类学生决定了一个班级总体考试的优劣。所以评分时还可能有第三类或者第四类评分。总体上说，最"坏"的细胞代表了前列腺癌的恶性程度。

前列腺穿刺和前列腺癌根治术后病理标本的 Gleason 评分略有不同。在穿刺的病理标本中，Gleason 评分包括主要分级区的分级和能发现的最高分级（不论这一分级占的比例多少）；而根治术后的病理标本中，如果存在第三位的分级，且分级比主要分级区和次要分级区的级别更高，需要分情况给予相应的 Gleason 评分。当第三位评分的比例 >5%，则将第三位评分提高至次要分级区，而当第三位评分的比例 <5%（少量），则报告第三位评分等级。Gleason 评分是判断肿瘤的危险程度及预后的重要指标。国际上又根据 Gleason 评分，将前列腺癌分为 5 个分级分组（GG）：GG1≤6 分，GG2 GS=3+4，GG3 GS=4+3，GG4 GS=8，GG5 GS≥9。其中 GG1 为低风险，GG2 为中等偏低风险，GG3 为中等偏高风险，GG4 及 GG5 均为高风险，这样分组对患者的进一步治疗具有重大指导意义。

Gleason 评分的细则稍微复杂，作为患者，仅需要了解病理报告给出的最后得分，并清楚自己所在的分级分组即可。

3. 前列腺癌神经侵犯意味着什么

前列腺和神经靠得非常近，所以需要判断前列腺癌是否侵犯了神经。如果病理上有前列腺癌侵犯神经，一般说明肿瘤恶性度比较高，分期比较晚，至少是 T_{3a}，属于局部进展，提示其预后较差。

前列腺癌神经侵犯的意义可以从下面几个方面来分析：

临床表现上，神经被侵犯的患者可能会有局部的感觉异常，如疼痛感；另可能有性功能上的异常，如异常勃起、勃起障碍、射精障碍；也可能有排尿排便上的异常，如尿频尿急、排尿困难、排便困难。

治疗上，在前列腺癌的手术治疗当中，有部分患者对保留性功能具有较高需求，因此可以与手术医师沟通行保留性神经的前列腺癌根治术，同时该类手术术后，患者的排尿控制也恢复得更好。对于神经侵犯的前列腺癌患者而言，就无法行该类保留性神经的手术。

预后及生活质量上，如前所述，前列腺癌神经侵犯意味着患者的分期较晚，生化复发或局部复发的风险较高，生存期也相应缩短；而生活质量上，同大多数规范的前列腺癌根治术一样，患者术后的性功能消失，同时排尿控制也可能恢复得更慢，甚至更差。

4. 有哪些少见的前列腺癌病理类型

前列腺癌的概念包括两个内容，一是发生于前列腺，一是癌症。我们常说的前列腺癌一般指前列腺腺泡腺癌，此外它还包括很多种病理类型，包括：导管内癌、导管腺癌、尿路上皮癌、鳞状细胞癌、基底细胞癌、神经内分泌肿瘤等，后面这些前列腺癌的治疗方式与前列腺腺泡腺癌的治疗方式截然不同，内分泌治疗是不管用的。所以，话又说回来，同样发生在前列腺的癌症可能不同，病理诊断很重要。

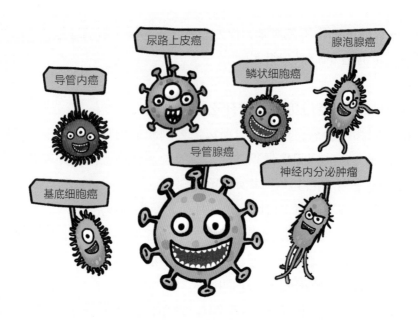

（四）前列腺癌的分期

得了前列腺癌，需要明确肿瘤侵犯的范围，是局限于前列腺？还是其他部位也已经有了？这就涉及分期。一般，我们把肿瘤本身在前列腺内所占据位置的大小和侵犯前列腺周围的情况称为 T 分期，T_1~T_2 属于局限性前列腺癌，T_3~T_4 属于局部进展性前列腺癌。N 分期指的是淋巴结转移情况，而 M 分期指的是很严重的淋巴结转移、骨转移、内脏转移等情况。在初步诊断时往往需要做一些影像学检查，明确肿瘤的临床分期，以指导确定治疗方式。

1. 哪种影像学方法对诊断前列腺癌最合适

对于需要进行前列腺癌局部分期的患者，或者是术后复查的患者来说，磁共振检查是最合适的，其无辐射，对软组织的分辨更好；而对于其他部位的转移，一般需要进行胸腹部 CT 检查和骨扫描检查。目前国际上推荐的以 PSMA 或 C11 胆碱标记的 PET 可以直接对全身癌症转移进行评估，对于术前确定临床分期更有帮助。

2. 骨扫描结果怎么看

骨扫描主要评估前列腺癌骨转移情况，是一种传统的检查方法。前列腺癌的骨转移瘤多为成骨性，在骨显像上的特征性表现为放射性浓聚灶（图像更暗更黑），其分布以中轴骨受累较多，以胸椎骨、肋骨、骨盆、四肢骨近端、胸骨、颅骨等常见，四肢骨远端较少受累。前列腺癌患者的骨转移灶也以溶骨病变为主，呈现放射性缺损区或"冷、热"混合型改变。弥漫性骨转移就是常常说的超级骨显像，这时候，骨转移病灶极多。骨扫描属于非常敏感的检查，也就是所谓的特异性较低，哪怕有炎症、外伤等，有时检查结果也提示为转移，但实际上并不是转移。所以，目前有逐步被新型影像学替代的趋势。

3. 经直肠前列腺超声对分期判定有什么帮助

经直肠前列腺超声是前列腺疾病诊疗过程中常用的影像学手段，它不仅可以提供前列腺的解剖信息，如测量前列腺的体积，诊断患者是否有前列腺增生，同时也可以初步筛查出可疑患有前列腺癌的患者。以下简单介绍前列腺癌在超声上的影像学特征：①早期前列腺癌：表现为外周带的低回声结节，也有少数为等回声或非均匀性回声增强；②进展期前列腺癌：表现为前列腺不规则分叶状增大，包膜回声连续性中断，内部回声强弱不均，病变区域为边界不清的弱回声团块或结节，前列腺结构和境界不清。彩色多普勒成像显示非对称性异常血流，在肿瘤周围和/或内部血流丰富。如果加行精囊的超声检查，也可发现前列腺低回声团块与精囊分界不清，信号不均匀，有异常丰富的血流信号，可用于判断精囊是否受到侵犯。从上述影像学特征，结合前列腺癌的 TNM 分期，可以看出经直肠前列腺超声在前列腺癌 T 分期的判定上具有一定的意义，但其精度不如磁共振，因此不常用于前列腺癌的局部分期。除了上述筛查前列腺癌和对其进行初步分期的作用之外，经直肠前列腺超声更重要的意义在于，作为一种引导方式，引导进行前列腺穿刺活检，简单方便，同时不失准确性。但随着磁共振技术的发展，磁共振引导下的前列腺穿刺更加成熟和普遍。

4. 新型影像学检查——PET-CT/MRI

PET-CT/MRI，为正电子发射-断层 X 线计算机扫描/磁共振，是广泛应用于肿瘤诊断、疗效评价与监测的一种新型影像学检查方法。其原理是给患者注射一种核素药物，这种药物可以和肿瘤特异性结合并产生射线，在给患者做 CT 或 MRI 的同时，应用设备接收这些射线，最终把身体的结构特点与身体不同部位接收射线的情况整合到一起，分析身体不同部位发生肿瘤的可能性。它是一种组合而成的多模式成像系统，同时也是一种可以在分子水平成像的影像技术。PET-CT/MRI 将 PET 与 CT/MRI 融为一体，使两种成像技术优势互补，PET 图像提供功能和代谢等分子信息，CT/MRI 提供精细的解剖和病理信息，通过融合技术，一次显像即可获得疾病的病理生理变化和形态学改变，实现了"1+1>2"的效果。

在前列腺癌中，目前 PSMA 和 C11 胆碱标记的放射性核素对于检查前列腺癌及其转移灶非常有用，不但检出率高，而且特异性强。前列腺癌根治术后，PSA>0.2ng/ml 时，就可以发现一些常规检查难以发现的微小转移灶，该方法被国际上大多数学者广泛接受。

5. 有没有前列腺癌分期的标志物

以上列举了与前列腺癌诊断相关的体格检查和实验室检查，也讲述了前列腺的穿刺。最后系统归纳讲讲前列腺癌的分期和危险分组，其分期和分组的依据便是所谓的"标志物"，具体包括：PSA 值、TNM 分期、Gleason 评分。前列腺癌的 TNM 分期具体细则可以参见表 7。而现在欧洲前列腺癌的诊治指南中推荐的前列腺危险分组的细则可以参见表 8。这一危险分组对前列腺癌治疗的指导和预后的预测具有重大意义。

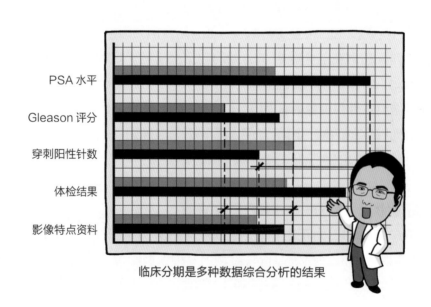

临床分期是多种数据综合分析的结果

这些表格综合在一起，是临床实践中经常应用的一种临床分期方法。其通过对大量患者 PSA 水平、Gleason 评分、穿刺阳性针数、体检结果和影像特点资料的回顾性分析，把这些患者的最后临床分期结果分成几类，便于在临床中对号入组，确定患者的临床分期。

表 7　前列腺癌的 TNM 分期

T 原发性肿瘤（仅基于直肠指诊检查）

T_X 原发肿瘤无法被评估

T_0 无原发肿瘤证据

T_1 不能被扪及的临床隐匿性癌
　T_{1a} 偶发的肿瘤体积小于所切除组织体积 5% 的前列腺癌
　T_{1b} 偶发的肿瘤体积大于所切除组织体积 5% 的前列腺癌
　T_{1c} 因 PSA 升高行穿刺活检发现的前列腺癌

T_2 可以扪及且局限于前列腺内的前列腺癌
　T_{2a} 肿瘤累及前列腺一叶的一半或更少
　T_{2b} 肿瘤累及前列腺一叶的一半以上，但未累及两叶
　T_{2c} 肿瘤累及前列腺两叶

T_3 肿瘤侵犯前列腺包膜
　T_{3a} 肿瘤侵犯前列腺包膜（单侧或双侧）
　T_{3b} 肿瘤侵犯精囊

T_4 肿瘤固定或侵犯除精囊以外的邻近结构：外括约肌、直肠、提肛肌和 / 或骨盆壁

N 局部（盆腔）淋巴结

N_X 无法评估区域淋巴结
N_0 无区域淋巴结转移
N_1 区域淋巴结转移

M 远处转移

M_0 无远处转移
M_1 远处转移
　M_{1a} 非区域淋巴结转移
　M_{1b} 骨转移
　M_{1c} 其他部位转移

表 8　局部和局部晚期前列腺癌生化复发的 EAU 危险分组

低风险	中风险	高风险	
PSA<10ng/ml、GS<7（ISUP GG1）、cT$_{1~2a}$	PSA 10~20ng/ml、GS=7（ISUP GG2/3）、cT$_{2b}$	PSA>20ng/ml、GS>7（ISUP GG4/5）、cT$_{2c}$	任意 PSA、任意 GS（任意 ISUP GG）、cT$_{3~4}$ 或者 cN+
局部			局部进展

（龚侃）

七、什么是适合的选择

前列腺癌是男性最常见的癌症之一，那么一旦发现得了前列腺癌，是否意味着所剩时日不多，只得悲观度日？并不是这样的，与其他癌症相比，前列腺癌患者的预后相对较好，在治疗得当的前提下，大多数患者五年、十年及以上生存完全没问题。虽说如此，但不同患者之间结局差异很大，即使可能初始病情相同，但结果却并不一样，这是由治疗方式的选择不同造成的。如果发现自己得了前列腺癌，不要慌张，冷静下来，合理地进行医疗咨询，就诊于专业医院，求助于专业的医生，充分了解自身的病情，做出合理的选择。下面，让我们看看前列腺癌治疗都有哪些选择，以及该如何做出选择，什么是适合的选择。

（一）局限性和局部进展性前列腺癌

古语云："知己知彼，百战不殆。"古语亦云："工欲善其事必先利其器。"所以就让我们来好好认识下这位"敌人"，以及知道我们都有什么样的"工具"。众所周知，肿瘤具有不断生长及侵袭转移的特点，肿瘤细胞会不停地分裂增殖，消耗宿主体内的养分，同时破坏宿主体内正常的器官、系统。由此可知，长得越快、发生转移及分期越晚（更加成熟）的肿瘤是更难对付的"敌人"。为了对前列腺癌的治疗难度进行区分，将其分为了局限性和局部进展性前列腺癌。

1. 什么是局限性前列腺癌

局限性前列腺癌的定义是：局限于前列腺包膜内，无已知淋巴结和远处转移的前列腺癌。局限性，正如其字面意思，是指肿瘤局限在初始发病的器官之内，局限性前列腺癌即肿瘤局限在前列腺之内，而这个判断标准就是肿瘤是否突破前列腺包膜。前列腺包膜是前列腺表面一层天然的膜，也是我们认为的边界。通常，我们根据前列腺癌的大小、范围、位置等情况将前列腺癌分为四期，其中Ⅰ期和Ⅱ期都属于局限性前列腺癌，局限性前列腺癌也就是我们通常说的

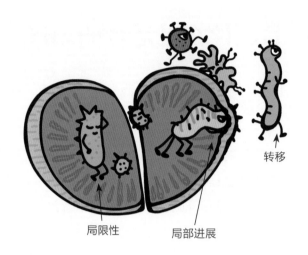

局限性　　　局部进展　　　转移

早期前列腺癌。如果说发现前列腺癌的时候其是局限性的，那么在难过之余，或许也可以暗自庆幸，因为对于局限性前列腺癌，我们有的是办法对付它，治疗手段及可选择的治疗方式更多，预后大多较好，5~10 年生存率可达 90% 以上。

2. 什么是局部进展性前列腺癌

既然有局限性前列腺癌，那自然就有非局限性前列腺癌的说法了，而局部进展性前列腺癌是指肿瘤没有"跑"得太远，刚刚冲出前列腺的包围。与局限性相对，局部进展性的意思就是肿瘤不局限于原发器官之内，并且在局部发生了进展，在前列腺癌中即指肿瘤生长突破了前列腺包膜。局部进展性前列腺癌被称为中晚期前列腺癌。如果说前列腺癌一经发现就是局部进展性的，那么我们得反省一下自己为什么没有好好体检，但也不要就此消沉，放弃治疗，因为即便是局部进展性前列腺癌，也不是说完全无法可治，我们也有办法来对付它。只是与局限性前列腺癌相比，局部进展性前列腺癌可选的应对方法确实会少一些，而且预后也会更差一些。不过对于局部进展性前列腺癌患者，治疗得当的话，5~10 年生存率也可达 70%~80%。所以说局部进展性前列腺癌更得好好治。

3. 听说前列腺癌可以不治疗，具体是怎么样的

这个说法不能说是完全错误的，但肯定不对，前列腺癌是可以不治疗，但前面需要加上个限定范围，只有特定时期的特定前列腺癌是可以不治

疗的。那么是什么样的特定时期及特定的前列腺癌呢。一句话，太早的不治，太晚的也不治。

太早期的可以不治疗，是因为前列腺癌极早期的话可以说没什么症状，不会影响生活，疾病进展也在可以控制范围之内，不需要特殊的治疗，或者说延迟进行积极治疗对预后影响不大，同时也能相对减少治疗带来的"副作用"，如治疗费用高、药物不良反应等。但是要明确的是，此处的不治疗并非完全不管不顾，而是有条件的不治疗，具体可参见主动监测部分。

太晚期的不治，这个其实好理解，影视剧中经常有这种画面，一人久病在床，大夫看后久久沉默不语，临出门时对其家人说："请恕在下无能，某某某已病入膏肓，纵然华佗再世亦无法，唉！还是好生准备料理后事吧。"这种情况既是患者的不幸，亦是医者的无奈与悲哀。这种事古代有，现代有，将来还会有。医生也不是万能的，正如美国著名医生特鲁多墓志铭所言："有时去治愈，常常去帮助，总是去安慰。"回归正题，太晚期的前列腺癌也可以不治疗，因为已经没有治疗的必要了，这时候再强行给予治疗的话，可能只是徒增患者的痛苦罢了。此处的晚期，不光是说前列腺癌本身疾病的晚期，也说的是患者本身的晚期。如果说是一名久病缠身的人，好比说本身患有肝癌、肺癌之类的疾病，又或是心力衰竭、呼吸衰竭、肝衰竭、肾衰竭这种晚期患者，亦或是处于休克状态的生命垂危的患者，突然发现了还患有前列腺癌，那么这时候可能也不需要治疗前列腺癌，而应当治疗其本身的主要疾病，即以治疗最主要的影响其生活质量及生存时间的疾病为最优先。其实还有一种太晚期的患者不治疗，比如说某长寿老人已年逾百岁，是个老寿星了，某天偶然发现了患有前列腺癌，那么这个时候，如果说前列腺癌对其本人生活影响不大的话，我们也是推荐不治疗的。

4. 局限性前列腺癌怎么治好

局限性前列腺癌可以说是早期前列腺癌，预后较好，可选的治疗方法多种多样，这是好事，但也是难事，面对这些令人眼花缭乱的治疗手段，我们更应当透过现象看本质，找到最适合患者的那个"工具"，更好地对付患者的"敌人"，给予它最有效打击的同时，将患者所承受的伤害降至最低。要说前列腺癌的治疗手段，和其他肿瘤一样，简单地说无非是手术、放疗、内分泌治疗、化疗等。但是同样的治疗方法，差别可大了去了，有的人可能更适合直接手术，有的人适合先进行内分泌治疗再进行手术治疗，有的甚至可能适合不治疗。可以说治疗方式的选择是因人而异、因时而异的。比如说年轻、身体条件好的患者，可能更适合下一剂"猛药"直接药到病除，而对于年迈的合并多种其他疾病、身体不好的患者，可能更适合"温药"徐徐图之。同理，如果是相对更早期没什么进展倾向的局限性前列腺癌，那么它就是一个相对温顺没什么进攻性的"敌人"，我们可以适当观望，静观其变，待其露出破绽时一举出手，一击必胜。而若这个"敌人"进攻性极强，随时虎视眈眈，很可能一不注意就发生转移变为局部进展性前列腺癌的话，那么我们就得尽早出手，将危险扼杀在摇篮之中。局限性前列腺癌怎么治好，关键在于对症下药。那么具体如何做到因时因地制宜，详见后文"前列腺癌的治疗"部分内容。

（二）前列腺癌的主动监测

兵法有云，上兵伐谋、其次伐交、再次伐兵、其下攻城。正所谓行军作战，也并非一味地冲锋陷阵。在与前列腺癌的战役中，我们也不是说一味地盲目进攻，也是需要谋略的，主动监测就是其中一项作战手段。

1. 主动监测是什么

主动监测的定义是：对已明确前列腺癌诊断，有治愈性治疗适应证患者，因患者担心生活质量、手术风险等因素，暂缓即刻开始主动治疗而选择严密随访。在患者达到预先设定的疾病进展阈值（表明存在潜在的威胁生命的疾病但仍然可能治愈，同时考虑个人预期寿命）时再开始给予患者治愈性治疗。主动监测是许多低危和极低危前列腺癌患者公认的管理方案。主动监测的目的是减少过度治疗，同时确保那些真正需要治疗的患者能够及时获得治疗。可以这么说，主动监测就是当你发现了一个潜在的"敌人"（前列腺癌）时，这个敌人现在还很弱小，没能对你造成明显的危害，所以这时如果你为了对付它而兴师动众（积极治疗），可能会劳民伤财（经济负担及治疗相关的副作用），但你知道如果放任不管，这个敌人又会对你造成很大的威胁，所以这时候你就可以选择一个策略——监视它。

提起主动监测，就不得不提到等待观察了，二者有类似之处，但其适用对象及目的却是截然不同的。主动监测是以治疗前列腺癌为目的，适用人群多为早期低危、预期寿命更久的患者。而等待观察则没有明确的目标人群，为姑息性治疗手段，多适用于因个人原因无法接受治疗的患者，常见原因有预期寿命不足10年、前列腺癌晚期、患者基础并发症较多无法承受治疗相关副作用及经济原因等。等待观察的目的是在患者症状出现、检查结果改变或PSA提示即将出现症状时能及时提供姑息性治疗，介入时机是无法预知也是无计划的。通常在临床实践中，我们推荐对预期生命超过10年，且前列腺癌无进展的患者，在征得其同意的情况下进行主动监测。主动监测的内容，推荐以PSA监测为基础，结合有计划的直肠指诊（DRE）、mpMRI（多参数磁共振）及重复穿刺，即定期复查PSA值，具体复查间隔时间视个人情况而定，可咨询相关医生，同时患者自身需警惕相关症状，尿频、尿急、排尿困难等症状一经出现，建议及时就诊。而当出现PSA变化后，可立即进行重复mpMRI和前列腺活检。可以根据相关检查结果，决定是否需要结束主动监测，开始下一步的积极治疗。已有研究中，大约有10%的主动监测患者对于持续监测感到焦虑，其中一部分人也因此主动要求结束主动监测。需要明确的是，主动监测只是提供给低危前列腺癌患者更多的一种选择，而非必须选择，所以主动监测与否，更大程度上还是取决于患者本身的意愿。

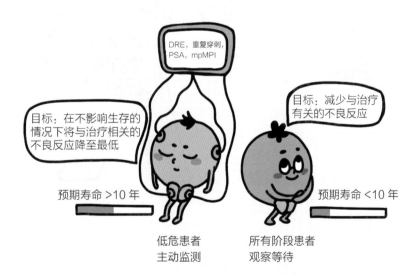

2. 随着时间的推移，癌症会发生什么进展

随着时间推移，前列腺癌也会发生进展，可能从局限于一叶，到两叶，再到突破前列腺，成为局部进展性前列腺癌，再往后则发生全身各处转移。这就像一个种群，从东非大裂谷走出来，之后在全世界各个地区生活和繁衍一样。膀胱转移多为前列腺癌局部浸润性生长，此外，盆腔淋巴结转移最为常见，之后依次为骨、肺、肝、肾等器官的转移。当然不同患者进展的时间各不相同，可能很长，可能很短。而在前列腺癌进展的过程中，患者也会出现一系列的症状，初始可能是单纯的排尿不适，之后逐渐加重，出现尿频、尿急、排尿困难，甚至尿潴留或尿失禁，而晚期发生骨转移时，可能进一步出现骨痛、脊髓压迫及病理性骨折等症状。除了症状的加重，前列腺癌的治疗难度也会逐步增加，各种药物及其他治疗方式能起到的作用也越来越小。

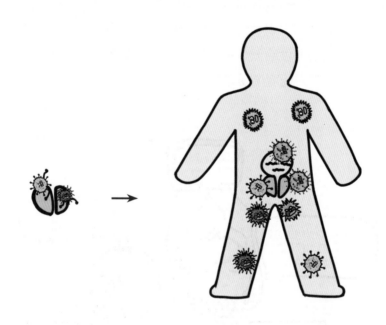

3. 生活方式的变化

如果确诊了前列腺癌，是否能在生活方式上做一些改变，从而延缓其进展？这个答案并不明确，但是一个良好的生活方式对改善总体预后是有益的。有研究显示，代谢综合征与前列腺癌的发展相关，代谢综合征指的是肥胖合并高血压、高血脂、糖尿病，也就是我们常说的"肥胖三高人群"，所以控制好血压、血脂、血糖及体重是一个很好的生活方式改变。饮食方面，相关研究显示

某些饮食成分能抑制前列腺癌的生长，但对于饮食调整能改善前列腺癌患者的生存率，这一观点尚未得以证实。可能对前列腺癌治疗有益的食物成分包括：低脂、高纤维饮食、绿茶、番茄红素、维生素 E、维生素 D、硒剂、大豆蛋白等。大豆蛋白的有益成分被认为源自异黄酮，绿茶的有利影响可能是因为其产生多酚类物质。但这些食物的最佳剂量及有效性尚不明确。有荟萃分析显示饮酒与前列腺癌存在剂量 - 反应关系，即酒精摄入量越高，前列腺癌进展风险越高，前列腺癌特异性死亡率也随之升高。吸烟与前列腺癌的发生发展的关系尚不明确，但从医生的角度还是强烈建议戒烟，因为吸烟同肺癌等疾病的关系已经明确，对预计存活时间有显著影响。同时作为前列腺癌确诊患者，除了定期复查 PSA 和监测症状之外，合理的心理疏导也是至关重要的，对待前列腺癌，我们要做到在战略上藐视它，在战术上重视它，既不能放任其发生发展，也无须过分焦虑，适当向他人倾诉或向专业的医疗人员寻求帮助也是不错的选择。

（三）前列腺癌的治疗

1. 谁适合做根治性前列腺切除

根治性前列腺切除术是前列腺癌治疗的重要手段之一，其目的是在保证根治性切除病灶的前提下，尽可能保留盆腔器官功能，主要包括性功能、排尿和储尿功能。手术需要完整地切除前列腺、精囊及部分输精管，然后行膀胱尿道吻合术（详见后续"根治性前列腺切除"部分内容）。手术方式可以采用开放、腹腔镜及机器人辅助腹腔镜等方式。那么谁适合做根治性前列腺切除手术呢，其实这也是问什么样的患者能从根治性前列腺切除术中获益。一般认为，对预期寿命大于 10 年、局限性前列腺癌的患者，行根治性前列腺切除术有明确的生存获益。近年来，随着对前列腺癌相关认知的深入及手术技术的提高，根治性前列腺切除手术适用范围也逐渐变宽，对于中高危前列腺癌患者，如患者身体情况良好，预期寿命大于 10 年，且认为手术对减轻肿瘤负荷、延缓肿瘤进展、改善生活质量有所帮助，并且同时手术风险不大的情况下，也可行根治性前列腺切除术。

2. 谁不适合做根治性前列腺切除手术

既然有适合做根治性前列腺切除手术的患者，那么也就有不适合的患者。

预期寿命小于 10 年、前列腺癌晚期、身体基础情况差无法耐受手术或手术风险高的患者，均不推荐行手术治疗，这是"或"的关系，但凡具备任一条件，即不适合行根治性前列腺切除术。例如前列腺癌已发生远处多发骨转移者不适合手术；本身合并有严重的心血管疾病、肺功能不全，无法耐受手术麻醉者不适合手术；本身患有严重的出血倾向或凝血功能障碍，显著增加手术风险者不适合手术。除去手术本身禁忌外，患者本身坚决无法接受手术相关并发症的情况也是手术的相对禁忌证，如无法接受性功能缺失及可能的长期尿失禁，此类患者也不适合行根治性前列腺切除术。

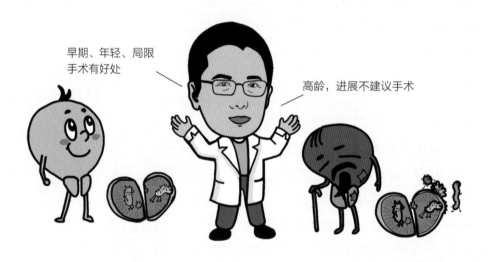

早期、年轻、局限 手术有好处

高龄，进展不建议手术

3. 除了手术，还有哪些治疗手段

除手术治疗外，还有内分泌治疗、放疗、化疗、质子治疗、冷冻治疗、高强度聚焦超声等治疗手段。

（1）内分泌治疗也称雄激素剥夺治疗。前列腺癌的发生发展同雄激素有直接密切的关系，内分泌治疗的目的即抑制患者体内的雄激素水平进而使前列腺癌细胞凋亡、抑制前列腺癌的进展，主要通过抑制睾丸雄激素的分泌或在其受体水平上抑制循环雄激素的作用来实现。

（2）放疗是通过高能量的方式杀死肿瘤细胞，分为体外放射治疗和组织内照射治疗。放疗可以使肿瘤细胞的 DNA 出现不可逆断裂，从而杀死肿瘤细胞。但是可能会带来疼痛、紧急排尿、稀便、勃起功能障碍等副作用。此外，放疗后患者局部发生肿瘤的可能性会升高，例如膀胱肿瘤。

（3）化疗是使用药物杀死快速生长的细胞，包括前列腺癌细胞，适用于已经发生转移或对内分泌治疗效果不佳的患者。治疗前列腺癌常用的化疗药物有环磷酰胺、甲氨蝶呤、氟尿嘧啶、多西他赛、顺铂等，但是目前有可能使患者生存时间延长的还是多西他赛或铂制剂。化疗会对患者身体产生一定副作用，如骨髓抑制、食欲下降、肌肉酸痛、乏力等，但一般都是可逆的，真正需要的时候也不必过度担心。

（4）质子治疗是一种特殊的放射疗法，通过使用质子光束消灭癌症细胞中的分子，与传统放疗相比，质子治疗对肿瘤周围组织的伤害大大减低，但由于我国质子放疗设备普及率较低，费用昂贵，目前并未广泛开展。

（5）冷冻治疗是通过局部冷冻的方法，使肿瘤细胞脱水死亡，其主要不良反应有勃起功能障碍、尿失禁、尿道狭窄、直肠疼痛出血及直肠尿道瘘形成，关于冷冻治疗能否作为局部前列腺癌患者的一线治疗，尚缺乏前瞻性的研究数据，可作为前列腺癌的二线治疗选择。

（6）高强度聚焦超声是利用换能器发射的聚焦超声波，通过机械和热效应以及空化造成组织损伤，进而实现杀伤前列腺癌肿瘤细胞的目的，其不良反应同冷冻治疗类似，同样也是前列腺癌的二线治疗选择。此外，近年来免疫治疗广为大众关注，但在前列腺癌治疗中的疗效尚无明确定论，有待后续进一步的研究。

4. 什么是去势治疗

去势的定义是将动物以外来方式除去生殖系统或使其丧失性功能。去势治疗也称睾酮降低治疗，其评价指标为睾酮水平。目前已有许多研究证实，睾酮水平越低，前列腺癌治疗效果越好，公认的去势水平定义为睾酮 <50ng/dl（1.7nmol/L），随着研究的不断深入，也有人提出睾酮 <20ng/dl（0.7nmol/L）可能是更为合理的去势水平。具体去势的方式又分为手术去势和药物去势。手术去势也称为双侧睾丸切除术，我国吴阶平院士曾对清末的太监进行调查，发现他们既没有患前列腺增生的，也没有患前列腺癌的。而药物去势则包含促黄体素释放素激动剂或拮抗剂，原理是作用于下丘脑 - 垂体 - 靶腺及性腺轴，引起性腺功能下降，进而抑制雄激素水平，达到去势效果，此类药物常见的有亮丙瑞林、戈舍瑞林等。除去势治疗外，内分泌治疗还有抗雄激素药物，抗雄激素药物分为甾体类

和非甾体类，它们都是直接在受体水平上同雄激素竞争，进而起到抑制雄激素的作用，常见的药物有比卡鲁胺、醋酸环丙孕酮等，新型抗雄激素药物有醋酸阿比特龙、恩扎卢胺等。药物或手术去势可以联合抗雄激素制剂一同使用，从而达到完全（或最大）雄激素阻断（CAB）的效果。

5. 为什么年龄会影响治疗方式的选择

一切医疗行为的本质都是服务于人的健康本身，如今，大多数人都认可生物 - 心理 - 社会医学模式，所以我们治疗的最终目的是使得前列腺癌患者能获得最大的获益，这种获益有很多评价指标，其中最重要的一项就是寿命。

到底经过治疗以后，是不是能活得更久，以及是不是能活得更好。而如何评价是不是能活得更久，年龄至关重要。此处引入一个预期寿命的概念，预期寿命简单点说就是预计某人还能继续活多久，这个评估标准有许多种，而且个体化差异很大，以欧洲男性预期寿命表举例，其主要参考步态速度，年龄越大者，预期寿命自然越短，而在相同年龄男性中，步态速度越快者，预期寿命更久。总的来说，年龄越大，预期寿命更短的患者，我们的治疗方式更多地倾向于保守，而对于越是年轻、预期寿命更久的患者，我们更倾向于积极治疗，同时尽可能减少治疗带来的生活质量影响。

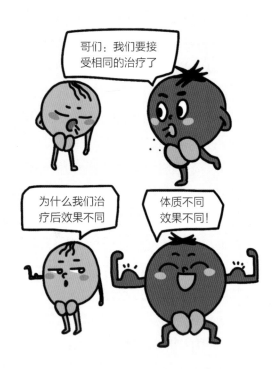

6. 谁适合做根治性放疗

根治性放疗，尤其是外放射治疗具有疗效好、适应证广、不良反应小的特点。对于局限性前列腺癌患者，根治性放疗及根治性前列腺切除术均为首选方法，其中高龄患者更优先推荐根治性放疗，至于是否在放疗前后联合内分泌治疗，根据患者前列腺癌危险度分层决定，通常认为低危患者（$T_{1\sim2a}$，Gleason≤6，PSA<10ng/ml）单纯性根治性放疗即可，中危患者（T_{2b} 或 Gleason

7 或 PSA 10~20ng/ml）可选择联合短程新辅助 / 同期 / 辅助内分泌治疗（4~6 个月），高危患者（≥T_{2c} 或 Gleason≥8 或 PSA>20ng/ml）需要联合长程新辅助 / 同期 / 辅助内分泌治疗（2~3 年），但也可选择手术治疗。而对于局部进展期前列腺癌（$T_{3~4}N_0M_0$）患者，首选根治性放疗，同时需联合长程新辅助 / 同期 / 辅助内分泌治疗（2~3 年）。再说放疗与手术孰优孰劣，确实难以区分，只能说各有千秋，根治性放疗的直肠及膀胱并发症发生率高于手术治疗，但根治性手术治疗的尿失禁、性功能障碍发生率又高于放疗。从经济学角度来看，美国做根治性前列腺切除术的费用低于根治性放疗，国内因为种种原因难以比较。可以这么说，前列腺癌患者全程都适合进行根治性放疗，尤其是高龄、基础情况差、难以耐受手术的患者更推荐行根治性放疗。不过最终治疗方式的选择还是取决于患者自身。

7. 为什么不两者兼顾

可能有人会问，既然手术治疗和放疗都能治疗前列腺癌，为什么不两种手段一同使用，那岂不是疗效更好。前列腺癌是一个可怕的"敌人"，但并非人体内唯一的敌人，故而如果没有筛选地同时行根治性手术治疗和放疗，那么无异于伤敌一千，自损八百。作为消灭前列腺癌的代价，可能失去的更多。因为任何的治疗方式都不是没有代价的，根治性手术的代价是丧失了尿道的天然完整性、性神经的损伤等。同样，放疗在杀伤前列腺癌细胞的同时，也对正常组织会有损伤。故而手术治疗和放疗一旦同时应用，对人体带来的损伤可能是难以挽回的，例如长期难以控制的尿失禁，甚至放疗过度继发肛瘘、肠瘘等。而且从已有的研究结果看来，手术同时联合放疗，前列腺癌患者的生存获益并无明显提高，生活质量却显著下降。当然也不是说手术和放疗绝对不能一同应用在同一个体上。目前针对手术后复发者，在手术恢复情况允许的条件下，也是可以进行术后挽救性放疗的。对于根治性放疗复发的患者，也可以考虑补救性前列腺癌根治术，但是术后淋巴瘘和尿瘘多见。

8. 手术之后会复发吗

答案是肯定的，手术之后一定有可能复发，只是这个复发的时间，以及进展的速度是我们无法预知的。有人可能会问，前列腺都切了，还会得前列腺癌吗？实际上是会的。正如我们所知道的，肿瘤是一个十分顽强且难以根除的"敌人"，但凡有一丝的肿瘤细胞残余，它都会继续生长、增殖、转移。所谓的根治性手术治疗，只能把我们能看到的及知道的、可能存在的肿瘤细胞从体内清除，而往往发现前列腺癌的时候，可能有极少数的肿瘤细胞已经播散到了前列腺之外，而这些肿瘤细胞在人体内极其隐蔽，无法察觉，在前列腺癌根治术后 6 周左右，如果说 PSA 值降至无法测量，那么恭喜，说明手术很成功，但是我们也不能放松警惕，因为可能还有一些隐藏的癌细胞，它们正潜伏在某处，等待有一天再次卷土重来，而且那时候的它将更难对付，因为那时的前列腺癌已没有所谓的"大本营"了，它可能发生在人体内的任一部位，而且可能并非唯一病灶，那时我们可能只得盲目应对，最终只剩"化疗"这一无差别杀伤武器，而且效果也不尽如人意。说了这么多，其实想强调的是，前列腺癌手术之后是会复发的，而且这个复发率几乎是百分之百，只是有的人早、有的人晚，所以前列腺癌根治术后的患者，术后定期复查、监测也是至关重要的。那么如何复查、监测，详见后续"根治性前列腺切除"部分内容。

（龚侃　王子欣）

八、根治性前列腺切除

（一）什么是根治性前列腺切除术

根治性前列腺切除术（简称根治术）是治疗局限性前列腺癌最有效的方法之一。医生会根据肿瘤的临床分期、患者预期寿命和健康状况做出患者是否适合接受根治术的判断。尽管手术没有硬性的年龄界限要求，但70岁以后伴随年龄增长，手术并发症及死亡率将会升高，手术获益也会降低。

根治性前列腺切除术有3种主要术式，即经耻骨后根治性前列腺切除术、腹腔镜前列腺癌根治术、机器人辅助腹腔镜前列腺癌根治术。经会阴根治性前列腺切除术现已很少使用。目前国内主要使用腹腔镜或机器人辅助腹腔镜前列腺癌根治术。

无论哪种术式，手术步骤都应包括：①完整切除前列腺、双侧精囊和双侧输精管壶腹；②切除前列腺后，将膀胱颈与尿道吻合，保持尿路完整；③视淋巴结转移的风险情况，确定是否清扫盆腔淋巴结。

腹腔镜是近几十年发展的新技术，腹腔镜前列腺癌根治术切除范围与开放性手术相同，治疗效果或与开放手术类似，优点是损伤小，术野及解剖结构清晰，术后患者恢复快，学习曲线更短，缺点是对设备水平有一定要求。目前，腹腔镜前列腺癌根治术几乎已取代传统的开放性耻骨后前列腺癌根治术，成为国内主流的术式。

机器人辅助腹腔镜前列腺癌根治术则是相较于腹腔镜更为年轻的术式，主要依靠达芬奇机器人手术系统来完成。因为设备昂贵、笨重，仅在一些具有设备基础的医疗机构配备，国内数量有限。机器人辅助腹腔镜手术具备腹腔镜手术创伤小、术后恢复快、学习曲线短的特点，同时机器人操作更为灵活，显示器为3D成像，视野较腹腔镜更清晰，因此在国内逐渐崭露头角。缺点是设备昂贵、笨重，装机时间长，且尚未普及。另外，需要强调的是，机器人是一种设备，也需要外科医生的操作，所以实际上仍然是人在做手术。

（二）为什么根治性前列腺切除术是局限性前列腺癌治疗的"金标准"

　　前列腺癌细胞就像是一群"坏人"，我们应用各种方法，内分泌治疗也好、化疗也好、放疗也好，这些"坏人"总有适应的时候，一旦他们没有被彻底消灭，耐受了治疗，就会出现复发；而一旦耐受治疗并且"冲出"前列腺，就出现了转移。所以在前列腺癌细胞没有跑出前列腺时，把前列腺切除，就可以彻底消除其内的各种"坏人"，从而达到根治的目的，所以根治性前列腺切除术是局限性前列腺癌治疗的"金标准"。前面介绍的各种根治性前列腺切除术是一种彻底性的治疗方法，目的是将所有的肿瘤组织全部切除。对局限性前列腺癌的患者，根治性切除的范围理论上足够将所有癌细胞移除。对于尚未侵犯包膜的前列腺癌，可采用保留神经的根治性前列腺切除术，使患者有机会术后保留正常性功能。

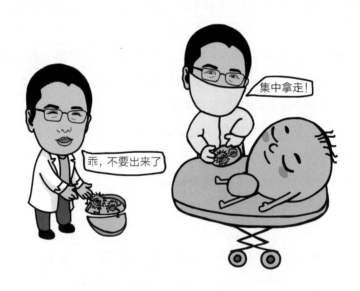

（三）前列腺癌根治术发生了哪些变化和革新

1. 腹腔镜和机器人腹腔镜哪个更合适

　　选定要进行手术后，患者对开放、腹腔镜、机器人辅助腹腔镜手术的方式开始有了疑惑，哪种手术方式更好？其实不同手术的原则都一样，要把肿瘤切干净！要安全！要恢复快！只要能达到上述目的，无论哪种术式都是好的术式。

简单举个例子，腹腔镜前列腺癌根治术（以下简称"腹腔镜"）与机器人辅助前列腺癌根治术（以下简称"机器人"）的手术切除范围是相同的。两种术式对设备、场地等都有一定要求，基层医院很难开展。而"腹腔镜"是医生直接操纵器械接触人体，需要直接术者的技术、消耗术者的体力，"机器人"则是医生通过操控平台，操控器械接触人体，对体力等消耗显著降低。目前尚无权威资料指出"腹腔镜"与"机器人"在疗效方面有明显的优劣区别。所以应根据患者所就诊的医疗机构的客观条件、外科医生的经验等，医患沟通，一起选择最适合的术式。全世界著名的 Patrick C. Walsh 教授，一生专注于经耻骨后开放式前列腺癌根治术，他可以说是现代前列腺癌根治术之父，其患者的各方面预后均良好。

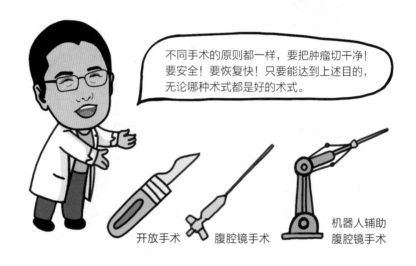

不同手术的原则都一样，要把肿瘤切干净！要安全！要恢复快！只要能达到上述目的，无论哪种术式都是好的术式。

开放手术　　腹腔镜手术　　机器人辅助腹腔镜手术

2. 手术对盆腔损伤大吗

男性盆腔的主要器官有：直肠、膀胱、前列腺、精囊、输精管、输尿管、骶神经等。简单地说，手术会切除前列腺、精囊、一部分输精管，之后将膀胱与尿道吻合。过程中可能会损伤直肠、盆底肌肉、前列腺周围的血管神经束或者是输尿管等器官；如果术中需要进行淋巴结清扫，则手术的创面会更大一些，还会有血管和淋巴管损伤的相关并发症。对于有经验的外科医生，完成手术时很少会损伤不必要损伤的周围结构，患者大多能平稳康复。如果手术成功且未出现严重并发症，则术后盆腔其他器官功能所受影响不大。

3. 可以接受手术，但可以保留性功能吗

前列腺癌根治术后勃起功能障碍（俗称"阳痿"）是术后常见的并发症之一，无论哪种术式均无法避免。勃起功能障碍由多种因素引起，如年龄、术前性功能情况、肿瘤侵犯程度及范围、术中切除范围等。术后勃起功能障碍的解剖学基础为：支配阴茎勃起的海绵体神经由直肠旁的盆腔神经丛发出，在前列腺后外侧形成支配阴茎海绵体的神经血管束（简称 NVB）。NVB 距离前列腺包膜尚有一定距离。NVB 走行在前列腺包膜与盆底肌肉（肛提肌）筋膜之间，在前列腺尖部水平上行至尿道膜部两侧。NVB 损伤就像机器没有接上电源，机器开动不了，从而出现勃起功能障碍。

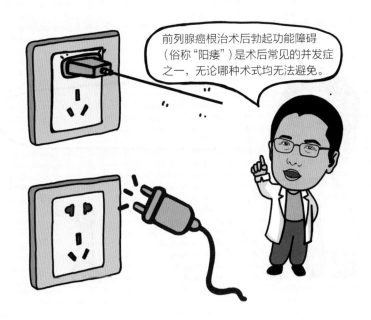

前列腺癌根治术后勃起功能障碍（俗称"阳痿"）是术后常见的并发症之一，无论哪种术式均无法避免。

在术中有 3 种情况可能引起 NVB 损伤：①在切断膜部尿道时，NVB 容易被同时切断；②在分离结扎切断前列腺血管蒂时，如果过于靠近前列腺基底部，会导致 NVB 被切断；③在游离靠近 NVB 处精囊尖部时损伤 NVB。而过度强调保护 NVB 则有可能残留前列腺包膜，导致肿瘤切除不彻底。对于早期局限性前列腺癌，由于肿瘤尚未侵犯前列腺包膜，有机会在完整切除肿瘤的同时保留双侧或单侧 NVB，以保留患者术后阴茎勃起功能。但应由有经验的外科医生完成此操作。

但是，仍有一部分患者，即使术中保留 NVB，术后依然会出现勃起功能障

碍。这可能与术者操作不熟练、术野炎症侵犯 NVB 有关。但也有学者认为，术野的出血、炎症粘连，术后海绵体缺氧坏死，都是造成术后勃起功能障碍的因素。

术后如果出现勃起功能障碍，根据患者的不同期望值，应该采取不同的治疗方法，可以给予神经营养支持治疗，2~3 周拔除尿管，术后 1 个月开始服用小剂量 PDE5 抑制剂进行康复治疗。有勃起反应后尝试性交，也可以尝试使用西地那非、真空负压吸引装置、阴茎假体等协助患者完成性生活。

（四）什么是最佳的前列腺癌根治术

适合的才是最好的。患者的基础情况、患病情况千差万别，对术后生活质量的预期也不尽相同，因此并没有"最佳"一说。术前患者可与外科医生详细地沟通自己对术后生活质量的预期，与医生共同选择手术方案。术后应积极接受康复治疗，尽量避免并发症的出现。例如，一般推荐对淋巴结转移危险高于 2% 的患者进行淋巴结清扫，但是既往因为其他原因进行过淋巴结清扫则是再次清扫手术的相对禁忌证；再例如，术后早期进食、早期活动、早期恢复正常生活是最好的，而不是以手术操作的快慢去衡量；再例如，保留神经、保护勃起功能是好的，但是如果因此残留了肿瘤则是有问题的，所以手术的优劣需要根据不同的病情去评估。

而从医生的角度看，一台堪称"完美"的前列腺癌根治术，应做到以下几点：①术前诊断明确，准备充分，患者与医生进行了详细的沟通，确立了一致的目标；②手术进行顺利，符合预期，术中未出现特殊情况；③围手术期、术后未出现手术相关严重并发症，患者术后生活质量没有因为手术或肿瘤而出现明显的下降；④患者心态良好，积极配合治疗，术后积极康复训练，即排解恐惧、悲观情绪。

综上，根据患者的病情，使患者在根治肿瘤的基础上，尽量少经历痛苦、接近正常生活的手术是对这个患者最佳的手术。但是，一个完整的治疗过程离不开患者、家属及医护人员的相互理解和通力合作。

（五）如何挑选手术大夫

1. 手术前有没有什么疑问

一个患者始终不是医生，他可能无法真正了解一个疾病的来龙去脉。而且当疾病落在自己身上的时候，医生自己也会很纠结。所以当得知自己身患肿瘤需要手术时，难免会出现悲观、迷茫、恐惧、焦虑等情绪。理所当然地会产生一系列疑问：我的寿命还有多久？手术效果如何保证？手术是否有危险？生活质量还能否保证？现如今网络上的信息十分丰富，可以解答一部分，但是非常遗憾，这些问题是没有确切答案的。例如寿命，前列腺癌患者的寿命不仅仅与前列腺癌有关，也会受其他疾病的影响，患者对前列腺癌不同治疗方式的反应也与寿命有关；其次，社会因素、环境因素、心理因素等均会影响个体的寿命。所以找一个专业的医疗机构、专业的医生，找一个值得信任的医生，可能比单纯提出疑问更好。

2. 是否已经做好了接受手术的准备

手术是一种侵入性的操作，需要生理、心理、社会三种层面的支持。首先，生理上是否做好了接受手术的准备？前列腺癌好发于老年人，而老年人往往还同时患有其他疾病。术前进行充分、积极的准备可以有效地减少术中、术后并发症的发生。患者以前服用的一些药物需要停用，患者存在的高血压、糖尿病等疾病需要得到良好的控制。心理上，患者及家属要做到正确认识前列腺癌，及时疏导焦虑情绪，以积极的心态应对疾病。同时，患者、家属也要及时安排好自己的学习、生活、工作方面的相关事宜。

其次了解术后疾病的恢复过程，例如术后多长时间可以下地，多长时间可以饮水、进食，需要带多长时间尿管，术后如何复查PSA，术后需要如何训练控尿和勃起功能等。提早与医生沟通，做好积极的准备。

简言之，术前，知己知彼，养精蓄锐；术后，料敌先机，未雨绸缪。

3. 手术倒计时（术前心理状态评估和调整）

手术都会有风险，但这些风险往往都在可控的范围内。患者与家属应充分做好心理准备，正确认识疾病，做好与疾病作斗争的心理准备，不紧张、不疑虑，有问题，早解决。

（六）麻醉注意事项

麻醉是外科手术的前提。根治性前列腺切除术采用全麻的方式，手术时往往需要头低脚高的体位来完成。接受手术前，应由专业的麻醉科医生来评估患者的麻醉风险，指导患者围手术期用药等相关事宜。一般认为，患者如存在以下情况，则应推迟手术：6 个月内的心肌梗死、脑卒中病史；未控制的高血压、糖尿病等内科疾病；急性感染等。

麻醉时，往往需要经口气管插管来维持呼吸。患者应检查自己口腔是否存在活动的牙、义齿等，如果有，则应该在手术之前取掉，以免手术过程中脱落。麻醉醒来后，手术往往已经完毕，这个时候会有憋尿的感觉，伤口疼痛，身上感觉不舒服，口腔里有异物，一定要放松下来，耐心听医生的嘱咐，一步一步地做，就会越来越好受。

（七）术后注意事项

1. 术后并发症有什么

常见的术后并发症有切口感染、腹腔感染，术后尿失禁，术后尿道、膀胱直肠瘘，勃起功能障碍，输尿管口损伤等。但值得注意的是，随着近些年技术的成熟，这些并发症的发生率已显著降低。

2. 性功能障碍

前文已经提到了这个问题，此处不再赘述。

3. 切缘阳性

切缘阳性（PSM）定义为：所切除标本的表面可找到肿瘤组织。PSM 可以发生于以下 3 种情况：肿瘤组织侵及前列腺包膜和达到其外部表面；外科医生不慎切割前列腺包膜或薄壁组织，深达肿瘤组织，实际上肿瘤局限于前列腺；肿瘤组织生长已超出了前列腺包膜。一些学者甚至建议肿瘤组织与手术切缘的距离达到 1mm 时即定义为 PSM。所以有时 PSM 也并不用太担心，需要结合术后病理的 Gleason 评分、淋巴转移的情况、术后 PSA 的降低水平和 PSM 的

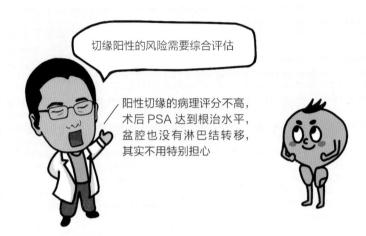

切缘阳性的风险需要综合评估

阳性切缘的病理评分不高，术后 PSA 达到根治水平，盆腔也没有淋巴结转移，其实不用特别担心

病理 Gleason 评分等情况决定处理方式。仅有一项危险因素的时候，其实不用太担心。

从解剖学角度来看，前列腺与直肠、膀胱、盆底、神经血管束、尿道括约肌等密切联系，这就使手术会造成一个广泛的创面，这一因素正是与其他肿瘤手术过程相比，前列腺癌根治术后 PSM 发生率偏高的原因。在前列腺尖部，清楚的手术切缘设计尤为重要，因为前列腺尖部没有解剖上的前列腺包膜，前列腺的界限变得朦胧，而且此处前列腺与远端尿道括约肌复合体紧密相连，导致前列腺尖部是术后 PSM 最常出现的位置之一。

手术技巧和入路对 PSM 亦有影响。但大量研究显示：耻骨后、腹腔镜、机器人辅助腹腔镜手术的 PSM 发生率相差无几。PSM 发生部位受入路影响，尖部 PSM 多见于耻骨后手术，膀胱颈 PSM 多见于经会阴手术，后外侧 PSM 则多见于腹腔镜、机器人手术。

手术策略也与 PSM 发生有关，最大限度地保护 NVB 则会增加 PSM 发生的风险；而对前列腺周围组织的广泛切除可以降低 PSM 发生的风险，但会导致神经血管束的损伤，使术后尿失禁、勃起功能障碍的风险增加。PSM 与临床分期、Gleason 评分、PSA 水平、前列腺外病灶的体积和术者经验有关。

4. 尿失禁

尿失禁就是控制不住尿，尿裤子的概率高了。手术把扼守膀胱和尿道之间的器官切掉了，剩下的守门人力量不足了，这是常见的尿失禁原因，称为真性尿失禁。另一部分患者因为膀胱总是收缩，所以排尿来不及去厕所，就像平常冷天洗手的时候突然有尿意一样，称为急迫性尿失禁。有的患者在咳嗽或打喷嚏的时候漏尿，称为压力性尿失禁。还有不同类型尿失禁混合在一起的，叫混合性尿失禁。针对不同的尿失禁，采用不同的方法，会有良好的效果。例如是真性尿失禁，我们可以做些小手术，人为增加守门人的力量；而对于急迫性尿失禁，则以稳定膀胱逼尿肌和盆底肌肉为主。

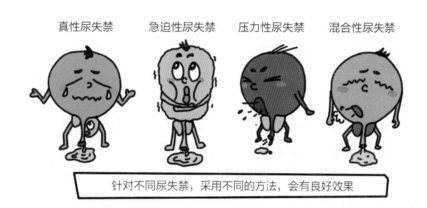

针对不同尿失禁，采用不同的方法，会有良好效果

前列腺癌根治术后尿失禁多采取保守治疗，主要包括药物治疗、盆底肌训练、生物反馈、电刺激和行为治疗等，其中盆底肌训练是一种简单易行且有效的方法。盆底肌肉运动是指患者有意识地进行以肛提肌为主的盆底肌肉自主收缩，可使功能受损的尿道括约肌恢复张力，保持排尿的控制力，防止尿急，逐渐延长排尿间隔，防止尿失禁。加强盆底肌功能和增加逼尿肌的稳定性是治疗尿失禁的主要途径。

生物反馈是指借助有关仪器监测人体通常觉察不到的生理活动过程如盆底肌肉的肌电活动，并将这些生理活动信息转化为听觉和视觉信号反馈给患者，使其了解自身发生的生理变化，并依据这些变化逐渐学会对这种生理活动加以随意控制的一种技术。生物反馈治疗尿失禁应用比较广泛，其作用在于可指导患者进行正确自主的盆底肌肉训练，从而获得正确的、更有效的盆底训练，以提高患者治疗的积极性和依从性，笔者对术后尿失禁患者均采用生物反馈治疗，配合盆底肌训练，大部分能够达到很好的治疗效果。

电刺激是以脉冲电流刺激诱发盆底肌收缩，生物反馈电刺激就是应用生物反馈治疗仪进行生物电兴奋的治疗。其通过肛门电极传递不同强度的电流，刺激盆底肌肉和神经，以增强肛提肌及其他盆底肌及尿道周围横纹肌的功能，加强对尿道和膀胱颈的支撑作用，提高尿道闭合压而促进控尿功能的恢复。生物反馈和电刺激二者结合具有协同作用。生物反馈电刺激治疗的最终目标是使患者脱离生物反馈设备的辅助而达到有效的盆底肌肉训练。

5. 术后生活上需要注意什么

前列腺癌根治术后容易出现尿失禁、勃起功能障碍、骨质疏松等问题。所以需要提前准备，注意调整。

（1）心理康复：尿失禁比较常见，可以有很多解决办法。无论失禁问题多么严重，都可以选择安全、有效的康复方法去缓解它。即便情况不能得到全面改善，也仍然能够帮助患者逐步适应并提高生活质量。因此，面对尿失禁问题，患者需要保持乐观的人生态度，以健康的心理积极配合医师的康复指导。医护人员的责任在于使患者清楚了解自身尿控功能情况，帮助患者正视治疗的必要性和长期性。

（2）盆底肌肉训练：术后康复工作必须从早期做起。拔尿管后可以有计划、有步骤地进行盆底肌肉的训练，这对尿失禁的康复有很大益处。它通过增强盆底肌肉和尿道肌肉的张力，提高肌肉对压力作用的反应性收缩力，从而改善尿道括约肌功能。这种康复训练简单易行，无创无痛，效果好且少见不良反应。具体方法如下：全身放松，腹部放松，而后收缩会阴部及肛门，上提，维持 2~3 秒后放松。每天完成 3 次以上，可以分为数次完成，而且没有时间和场合的限制，但是重要的在于持之以恒。一般来讲，至少坚持 1~2 个月才能有康复效果。此外，患者应该在睡觉前控制液体的摄入，尽可能地保证睡眠质量；控制体重，减少脂肪对膀胱造成的压力，也可以对尿失禁的康复起到辅助作用。

（3）骨质疏松的康复训练：前列腺癌患者多为老年人，而且户外活动少，接受日照机会少，骨质疏松症（osteoporosis，OP）发生风险高。如果接受内分泌治疗，会造成骨质疏松的进一步加重，主要表现为：骨组织微细结构破坏，骨脆性增加，易骨折等。

良好的饮食习惯和运动对于延缓骨质疏松的发生、防止骨折具有积极的作用。运动疗法施加在骨骼上的应力可以影响骨代谢平衡和骨密度，运动时肌肉收缩产生的张力和机械应力作用于骨骼上，刺激成骨细胞和促进骨形成；缺乏运动使骨骼缺乏应力刺激，骨吸收增加使骨密度降低，引起骨量丢失或骨质疏松症，卧床的时间越长，骨质疏松越严重。因此，运动是防治骨质疏松症的有效方法，对骨质疏松症的康复起到积极的作用。美国运动医学会推荐的骨质疏松症预防运动方案是力量训练、慢跑和行走。坚持制订长期计划，有规律地运动，建立良好的生活习惯。锻炼不能急于求成，避免超负荷运动，以次日不感觉疲劳为宜。

康复预防重于治疗。保持良好的心态和健康的生活方式，如不吸烟、不饮酒，均有助于减少骨丢失，可有效预防骨质疏松症的发生。坚持适当的体育运动，但是要注意安全保护，防止跌倒。注意营养搭配，加强钙的摄入，补充蛋白质。戒除烟酒等不良嗜好，增加户外活动，充足的日光照射可以在体内合成足量的维生素 D，有助于钙的吸收。

（龚侃）

九、放疗和消融

　　放射治疗（简称放疗）这种疗法虽仅有几十年的历史，但发展较快，它是使用高剂量的辐射来治疗癌症。对于早期前列腺癌患者，放疗是一个不错的选择。放疗也有不同类型，例如外照射（三维适形、调强放疗和质子放疗等）和近距离放疗。而近些年现代冷冻治疗学建立，冷冻消融在临床上逐渐开始应用。前列腺癌的冷冻消融治疗是在直肠超声的实时监测下，经会阴皮肤穿刺置入冷冻探针，通过低温治疗前列腺癌。不用开刀，最大限度地保留尿道功能，尤其对于老年前列腺癌患者是一种新的治疗手段。

（一）前列腺癌放疗

1. 前列腺癌放疗是什么样的技术

　　前列腺癌放疗，指的是利用放射线（如放射性同位素产生的 α、β、γ 射线或各类 X 射线治疗机 X 射线、电子线、质子束等）中的高能粒子杀伤恶性肿瘤细胞，达到治疗目的的一种方法。

　　总的来说，高能粒子杀死细胞有两种方式，一种是破坏细胞的"大脑"——DNA 分子（一种决定细胞命运的遗传物质，细胞内所有的活动指令最终来源地），造成细胞"瘫痪"；另一种方式是改变细胞内的微环境，使细胞"工厂"内的各种"零件"失灵，不能发挥正常功能，进而造成细胞损伤和凋亡。

　　放射性粒子可以破坏细胞核内 DNA 分子的双链结构，使 DNA 分子链的单链或双键断裂，无法完成正常的自我复制活动，进而使细胞不能分裂增殖，这样就可以控制肿瘤的生长。另外高能射线还可以使机体内的水分子电离，产生自由基，该自由基与细胞内的大分子物质（如蛋白质、DNA）相互作用，破坏其结构和功能；高能射线还可以直接造成大分子物质的变性，使得细胞无法完成正常的生命活动，引起组织细胞的损伤、破坏，当这种破坏活动累加到一定程度的时候也会导致细胞死亡。细胞的分裂离不开 DNA 的复制及代谢活动提供能量，因为肿瘤细

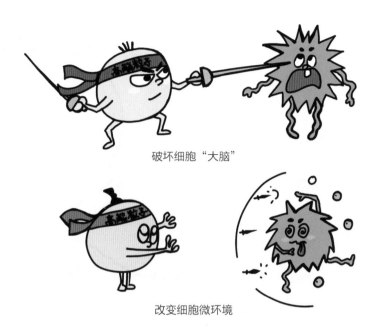

破坏细胞"大脑"

改变细胞微环境

胞的分裂和代谢的速度远远超过体内的正常细胞，所以肿瘤细胞对于放疗比正常细胞更加敏感，这也是放疗可以用来治疗前列腺癌的基础。

2. 前列腺癌放疗的方式

前列腺癌放射治疗按照放射源的位置分为外放射治疗、体内近距离放射治疗两种，按照使用的放射线的不同分为光子治疗、质子治疗、重离子治疗，目前主流的分类方法是前一种。近年来，放射治疗进入了精确放疗年代，调强放疗技术（intensity-modulated radiation therapy，IMRT）和三维适形放疗（three-dimensional conformal radiotherapy，3D-CRT）都是目前前列腺癌外放射治疗中主流的技术。通过调节放射剂量强度的分布，使照射剂量范围最大限度地适合肿瘤形状，从而提高肿瘤的照射剂量、降低正常组织的照射剂量。

外放射治疗指的是，在治疗前应用CT或MRI等影像学资料明确肿瘤体积、治疗体积、前列腺的形态及与周边器官的解剖关系，再用计算机辅助系统计算出肿瘤中央界面与周围正常组织的剂量分布，之后通过体位固定装置将患者固定，然后利用前、后及两侧野的四野盒式照射技术使用计算剂量的放射线单独照射前列腺及其周围区域的一种放射治疗方式。

体内近距离放射治疗指的是借助引导介入装置，将放射性粒子源永久或短暂性地植入前列腺内部，通过粒子源不断地释放小剂量射线杀伤周围肿瘤细胞的一种局部精准治疗方式，所需的放射剂量更低，带来的周围器官组织损伤也更小。

光子治疗指的就是普通的 X 射线治疗，利用普通的医用直线加速器等放射仪器产生的 X 线对肿瘤区域进行照射，通过和人体组织中的原子相互作用传递能量，导致肿瘤细胞 DNA 损伤断裂，进而起到治疗的作用。

质子治疗指的是利用质子束设备产生高能质子束（只带有一个正电荷的粒子），对肿瘤区域进行放射治疗一种治疗方式，该种

我是放射粒子
我要用射线杀
死癌细胞

治疗方式能量更加集中，对肿瘤周围的正常组织的辐射损伤比光子治疗更小，但是肠道毒性会增加。

重离子治疗指的是利用医用重离子治疗装置，产生碳重离子流，穿过正常组织，杀死人体内肿瘤细胞的技术，相较于质子治疗和光子治疗，更不容易引发放疗相关的第二肿瘤。

3. 放疗可以根治前列腺癌吗

前列腺癌的放疗效果很好，在学术界甚至有"根治性放疗"的说法。目前，放疗已经成为前列腺癌治疗体系中的重要一环。

对于低危风险的前列腺癌患者来说，如果不存在放疗的禁忌证，单纯的放疗可以实现根治目标，而且放疗和根治性手术治疗的效果是类似的。目前对于前列腺癌是否复发，有两种评价指标：一种是临床复发，即客观证据表明体内有肿瘤的存在（如 CT 或前列腺穿刺活检发现有肿瘤复发转移）；另一种是生化复发，即 PSA 升高，但是并没有影像学上肿瘤存在的证据。近 30 年的资料指出，如果按照临床复发的标准，分期在 $T_{1b} \sim T_2$ 期的前列腺癌，常规放疗的 10 年癌症局部控制率为 85%~96%；对于 $T_3 \sim T_4$ 期的前列腺癌来说，10 年控制率为 58%~65%。如果用生化复发来评价，常规放疗对于局部 $T_{1b} \sim T_2$ 期的前列腺癌的控制率为 65%，已经属于局部进展期的 T_3 期前列腺癌则为 24%。不过，放疗的效果与放疗方法、放疗剂量及前列腺癌的分期有关。仅就分期而言，对于晚期、高危前列腺癌患者，尤

其是已经发生了转移的患者来说，想单纯地凭借放疗就实现根治目标希望非常渺茫。对于这部分患者的治疗，放疗往往是一种辅助性或姑息性的治疗方式。

目前国内外各种指南均把放疗与根治性手术治疗作为局限性（没有远处器官转移）极低危、低危、部分中危前列腺癌患者的一线干预手段。

4. 手术和放疗：谁才是前列腺癌"克星"

手术和放疗对于前列腺癌的治疗效果都很好，许多研究表明对于早期局限性的前列腺癌患者来说，两种治疗方式效果区别不大，具体怎么选，还应该权衡利弊、量身定做。

对于前列腺癌根治性手术，只要肿瘤局限在前列腺，没有发生远处转移，都可以考虑手术治疗。也有许多研究认为相比于根治性放疗，手术可以更好地延长患者的生存时间，降低死亡率，应该作为首选。但手术缺点也很明显，一个是增加了麻醉相关的并发症，比如心脑血管意外、肺部感染，这对于老年患者来说可能是一个挑战；一个是手术相关的损伤，前列腺处于盆腔深处，周围器官很多，损伤很常见，开放手术中经常出血较多，而且术后尿失禁、勃起功能障碍的发生概率较高，十分影响生活质量。

与手术治疗相比，接受放疗的患者尿失禁、性功能障碍发生比例明显降低，而且对于早期患者，疗效近似，因此国外越来越多的人选择放疗。放疗分为两种，一种是体外放疗，这种方式是用放射线从体外照射前列腺，这种方式容易损伤直

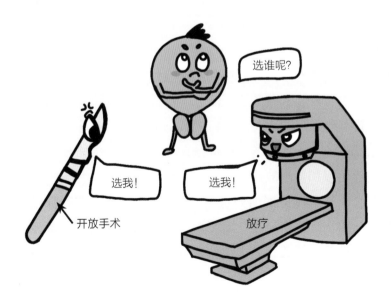

肠和膀胱，引起放射性膀胱炎、前列腺炎、直肠炎等并发症，出现尿频、尿急、尿痛、腹泻、血便等症状，严重的还会导致直肠膀胱破溃相互连通，形成直肠膀胱瘘。近些年兴起了体内放疗，通过简单的介入操作将放疗粒子植入前列腺，进行近距离放疗，效果与体外放疗近似，大大降低了放疗所需的射线剂量，减少了对于直肠和膀胱的损伤；缺点是技术、费用要求比传统放疗高。

5. 前列腺癌术后，一定要放疗吗

对早期局限性（T_1~$T_2N_0M_0$）前列腺癌患者来说，仅进行根治性手术治疗一般也可以获得满意疗效，但在一些特殊情况下，建议患者接受一些术后辅助治疗。

如果手术切除的标本病理结果提示肿瘤突破了前列腺包膜、手术切缘发现有残留的癌细胞或肿瘤侵犯到精囊时，一般再推荐患者接受术后的辅助放疗，放疗可以在患者术后恢复一段时间后进行。

如果在随访时发现患者有生化复发的趋势，也可以推荐患者进行术后放疗。生化复发，指的是患者在定期随访时，影像学检查并没有发现患者体内有肿瘤的存在，但是 PSA 却再次升高到 0.2ng/ml 或以上的现象。生化复发一般被认为是临床复发（影像学检查可以看到肿瘤的存在）、远处转移的前兆，也是需要积极干预的。

需要注意的是，这种情况下的放疗虽然可以降低前列腺癌在局部复发或转移进展的风险，但是目前仅有约一半的研究认为辅助放疗可以最终延长患者的寿命。所以对于患者来说，应该权衡一下放疗的并发症和收益之间的冲突，再决定要不要接受放疗。

6. 哪些患者适合前列腺癌的外放射治疗

对于早期局限性（极低危、低危、预后较好的中危）前列腺癌患者，进行外放射治疗可以达到根治目的。高危前列腺癌患者的治疗则相对较为复杂，对于预期寿命大于 5 年的局限高危前列腺癌（肿瘤未侵犯前列腺包膜）患者，外放射治疗可以和体内放疗联合应用，这对于无法承受手术的患者来说是一种可行的选择；对于局部进展前列腺癌（肿瘤侵犯/突破前列腺包膜）患者，外放疗可以与内分泌治疗联合应用；对于发生了局限性骨转移的患者来说，外放疗也是一种姑息性的治疗手段，可以缓解疼痛、减少病理性骨折的风险，提高患者的生活质量。

　　另外，接受前列腺癌根治术的患者如果术后病理提示有高危因素（淋巴结阳性、精囊侵犯、包膜侵犯、切缘阳性）存在或随访期间出现生化复发时，也可以使用外放射治疗进行辅助性或挽救性治疗。

　　对于既往接受过盆腔放疗，目前有直肠活动性炎症或因为疾病需要永久留置导尿管的患者来说，是不能够接受外放射治疗的。对于膀胱容量过低、慢性中度或重度腹泻、需要耻骨上插管的膀胱出口梗阻和非活动性溃疡性结肠炎患者来说，进行外放射治疗也是比较困难和危险的。

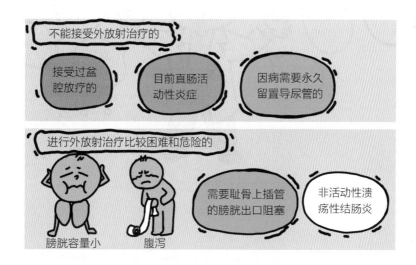

7. 前列腺癌的外放射治疗有哪些风险和并发症

　　前列腺癌外放射治疗的风险和并发症与前列腺位置密切相关。前列腺上面紧贴膀胱、精囊，后面贴近直肠，在治疗过程中，这两种器官很容易受累。

　　放疗后常见的早期不良反应包括出血性／放射性膀胱炎、前列腺炎等，患者多表现为尿频、尿急、尿失禁、血尿、尿潴留等症状；常见的早期肠道不良反应包括急性（直）肠炎，患者可出现血便、腹泻、里急后重等不适，这些早期反应多可以在2~4周内缓解。在晚期，还会出现尿频、夜尿增多、尿路狭窄、膀胱出口梗阻、膀胱挛缩、肠痉挛、肠溃疡等不良反应。严重的患者还可能出现直肠、膀胱破溃后相连形成直肠膀胱瘘。此外，尽管概率低于根治性前列腺切除术，但是接受外放射治疗的患者仍然有约28%会出现勃起功能障碍、阴茎痛等相关不良反应。外放射治疗另一个不容忽视的安全问题，就是放疗可能会诱发射线照射范

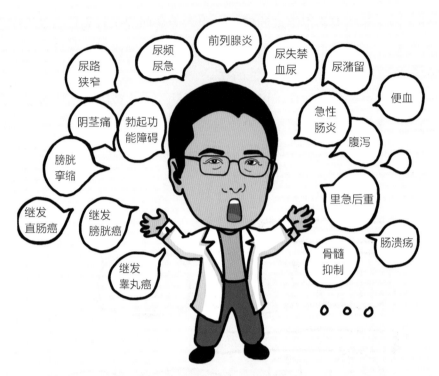

前列腺癌外放射治疗的风险和并发症

围内的继发肿瘤，如膀胱癌、睾丸癌、直肠癌等第二癌症，部分患者还可能出现轻微的骨髓抑制，出现白细胞、红细胞和血小板的减少，尽管概率很低，但仍有部分患者可能达到重度骨髓抑制状态，此时需要停止治疗。所以患者接受放疗期间，建议复查血常规。

8. 前列腺癌近距离放射治疗是什么

前列腺癌近距离放射治疗指的是在超声引导下将放疗粒子置入前列腺体内部进行局部放射治疗的一种方法。

在进行近距离放射治疗时，一般需要影像学检查（如经直肠前列腺超声、CT或磁共振扫描）进行预定位，根据前列腺癌的位置、大小、前列腺形态等因素，设计出既能够满足区域杀伤肿瘤细胞的剂量要求又能够使得周围器官的毒性反应最小的最佳放射粒子分布位置。之后借助超声的引导，将穿刺针经会阴穿刺到预先设置好的前列腺内粒子放置位点，将粒子打进前列腺。

一般来说前列腺癌近距离放射治疗包括两种方案，一种是永久性的植入低剂

量的放疗粒子 ^{125} 碘（^{125}I）和 ^{103} 钯（^{103}Pd），一种是暂时性的植入高剂量的放疗粒子如 ^{192} 铱（^{192}Ir）。粒子在植入之后可以不断向周围辐射射线，在射线的作用下，周围细胞核内 DNA 分子正常的双链结构被破坏，细胞不能分裂增殖；另外高能射线还可以使细胞内的水分子电离、大分子（如蛋白质）变性，使得细胞无法完成正常的生命活动，引起细胞的损伤、破坏，最终死亡，起到杀伤肿瘤细胞的作用。随着距离的增加，射线能量会迅速减弱，因此近距离放射治疗对于周围组织器官的损伤会小很多。

9. 什么时候选择前列腺癌近距离放射治疗

前列腺癌的近距离放射治疗比起体外放射治疗而言，并发症少了很多，患者平均生活质量更好一些。但是研究表明，在对于癌症的控制上，近距离放射治疗效果不如体外放射治疗，因此多被推荐应用在一些低风险患者身上。

一般来说，风险较低（极低危、低危、部分中高危）的患者、前列腺体积适中（20~60ml）、既往没有前列腺电切手术史、国际前列腺症状评分低于 12 分、没有尿道梗阻或急性前列腺炎的患者适合做近距离放射治疗。对于部分高危、极高危的患者而言，近距离放射治疗可以作为内分泌治疗的辅助治疗。

对于前列腺体积过大（>60ml）或者过小（<20ml）、存在膀胱出口梗阻症状（国际前列腺症状评分高于 12 分）、既往接受过经尿道前列腺手术操作或急性前列腺炎的患者来说，近距离放射治疗是不太适合的。对这部分患者来说，放疗粒子的植入比较困难，而且放疗的毒副作用会明显增加。尽管有研究建议，对于前列腺体积过大的患者，可以先接受新辅助内分泌治疗，缩小前列腺体积到合适大小，再接受近距离放疗，但是内分泌治疗并不总是能缩小前列腺体积，而且也会增加治疗相关的不良反应，所以对于这部分患者来说，仍然需要权衡利弊。

10. 前列腺癌粒子植入治疗有哪些风险和并发症

近距离放射治疗与体外放射治疗一样，都是利用放射线杀伤肿瘤细胞，进而起到控制肿瘤的作用。但是，近距离放射治疗植入的粒子体积很小，随着距离的增加，射线能量会迅速减弱，因此对于周围组织器官的损伤会小很多。

前列腺癌近距离放射治疗的并发症种类与体外放射治疗类似。在接受放疗的过程中都可能会出现膀胱炎、前列腺炎、（直）肠炎、尿道狭窄等并发症，表现为尿频、尿急、血尿、尿潴留等尿路症状及血便、腹泻、里急后重等肠道刺激症状。部分接受近距离放射治疗的患者也会出现勃起功能障碍，但是概率较低。相较于体外放射治疗，近距离放射治疗患者的尿路症状更加突出，持续的时间也会较久，出现尿道狭窄甚至尿路梗阻的风险高。尤其是对于永久性植入放疗粒子的患者来说，这些并发症会随着时间的延长而发生概率逐渐提高。但是由于粒子植入需要在麻醉下进行穿刺，所以患者还可能出现全身麻醉、穿刺操作带来的心脑血管意外、肺部感染、肺栓塞、出血等并发症。

11. 前列腺癌放疗期间饮食需要注意什么

前列腺癌放射治疗可对前列腺周围的脏器（如膀胱、肠道等）造成影响，从而产生相应的副作用。因此适宜的饮食不但能够提供人体所需营养，还能帮助前列腺癌患者改善不良反应，从而提高放疗耐受能力。

在放疗过程中，饮食护理原则以均衡饮食为基础。患者应摄取足量的优质蛋白质，并保证能量和微量元素充足，以维持良好的营养状态。可以采用半流质饮食或质软、易消化且营养丰富的食物，例如银耳、绿豆等，也可将肉类剁细、蔬果榨汁食用。温度不宜太高，并注意食物的调味和品相，以刺激视觉、嗅觉，增加食欲。尽量避免食用生冷或辛辣的食物，不宜食用腌制、熏制、烧焦、发霉的食物，绝对禁烟、酒。

（二）前列腺癌放疗后不良反应如何护理和恢复

对前列腺癌患者放疗后出现的不良反应进行护理，不仅有助于缓解患者的紧张和担忧等不良情绪，还能显著提高其治疗依从性，减少不良反应发生的风险，确保临床疗效。

1. 放射性肠炎

放疗期间发生的急性胃肠道毒性反应称为放射性肠炎，发生率为5%~30%，症状包括腹部绞痛、里急后重、排便急迫及排便频繁。上述症状常在放疗结束后3~8周内消退。轻度腹泻（便软，大便次数轻度增多）不需要治疗，而中重度腹泻（大便频繁，伴腹痛、水样便）则有必要进行饮食或药物上的干预。

饮食干预措施可概括为八个字——新鲜清淡，少食多餐：

（1）少量多餐，每日吃 4~6 顿；

（2）多饮水（因腹泻可致脱水），可选择水、清茶、普通碳酸饮料、淡果汁等；

（3）避免摄入酒精、汽水、咖啡、浓茶、浓果汁等饮品（可导致腹泻加重）；

（4）避免高膳食纤维饮食（减少全麦面包的摄入，水果蔬菜去皮，少吃坚果、玉米、豆类、豌豆、西蓝花等）；

（5）不吃油炸食品和辛辣刺激食物；

（6）避免过冷或过热的食物。

需要注意的是，以上提到的多种食物实际上是非常有益于前列腺癌患者的，仅当出现严重腹泻后才需要避免。

此外，还应注意对患者肛周皮肤的护理。每次排便后用温水和无刺激性肥皂清洁肛门部位，并用柔软的毛巾拭干。至少早晚各进行一次坐浴或清洁。记录腹泻次数和便量并及时告知医护人员，并遵医嘱使用外用药膏或止泻剂。

放射性肠炎饮食干预措施：

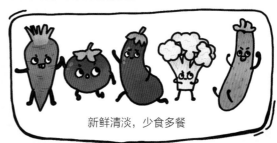

新鲜清淡，少食多餐

放射性膀胱炎饮食干预措施：

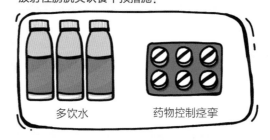

多饮水　　　　药物控制痉挛

2. 放射性膀胱炎

放疗期间大约半数患者存在尿路症状，包括由膀胱炎或尿道炎引起的尿频、尿痛或尿急。这些症状通常会在放疗结束后 4 周内消退。患者可自我评估排尿困难、疼痛的严重程度及发生频率。如症状较轻，可通过多饮水、多排尿的方式缓解，注意避免食用刺激性食物如含咖啡因、酒精、辛辣的食物或饮料。需要保持外阴部的清洁，洗澡时尽量淋浴，避免尿路感染。

如症状加重或出现血尿，则应及时就医，接受尿常规和尿培养检查。排除尿路感染后可采取保守治疗方案，比如膀胱痉挛可使用抗胆碱能药物，尿路狭窄则需要扩张处理。

3. 性功能障碍

放疗后勃起功能异常通常不会在治疗后立即发生，一般会在几年后慢慢出现。一般来说，年龄越大，发生勃起功能异常的概率就越大。但仍然有一些方法值得尝试，比如口服药物、注射药物或人工阴茎植入。

4. 乏力

前列腺癌患者放疗后常常出现乏力，可能要等到治疗停止后数月才会消失。若在治疗前就有乏力症状，那么治疗期间乏力的发生率及严重程度会增加。进行有氧运动和阻抗运动不仅能够短期改善乏力，还可带来其他体能益处。

5. 放射性皮炎

部分患者照射野部位皮肤会出现瘙痒、干燥、刺痛，因此放疗中要注意保护局部皮肤，穿宽大、棉质的衣服，避免摩擦等刺激。如果出现皮肤破溃，尽量保持皮肤干燥清洁，可使用甲紫等外用药，必要时遵医嘱用抗生素对症处理。

（三）前列腺癌消融

1. 前列腺癌冷冻消融是什么手术

冷冻消融技术应用于前列腺疾病的治疗，已经有半个世纪的历史。前列腺局灶冷冻治疗是在超声的引导下将冷冻探针经会阴部皮肤穿刺至肿瘤区域，通过氩气和氦气循环产生能量交换，从而冷冻病变组织，导致肿瘤的缺血坏死。因为冷冻消融对人体的创伤及副

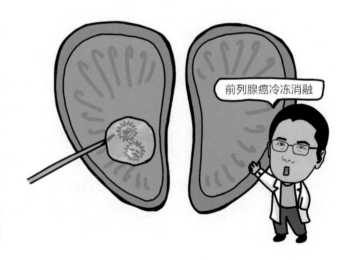

前列腺癌冷冻消融

作用远低于常规放疗和化疗，术后性功能障碍、尿失禁、尿道狭窄等并发症发生率低，因而被人们誉为"绿色疗法"。

2. 哪些前列腺癌患者适合行前列腺癌冷冻消融术

冷冻消融术可作为局限性前列腺癌患者的主要局部治疗手段，可用于转移性前列腺癌的姑息性治疗或前列腺癌根治术后的挽救性治疗。

（1）局限性前列腺癌的初始治疗

1）低危风险前列腺癌；

2）由于其他原因（例如肥胖、直肠放疗及广泛盆腔手术史等）不适合行放疗或外科手术治疗的中危前列腺癌；

3）前列腺体积≤40ml（以保证有效的冷冻范围），如前列腺体积>40ml，应先行辅助内分泌治疗使腺体缩小。

（2）前列腺癌放疗后局部复发的挽救性局部治疗

对于放疗后穿刺活检证实前列腺癌局部复发、PSA<10ng/ml，且影像学检查证实无远处转移的患者，与挽救性前列腺癌切除术相比，冷冻消融术可能是更好的选择。

（3）转移性前列腺癌的原发灶治疗

冷冻消融可用于已发生转移的前列腺癌患者的姑息性局部治疗，以控制局部肿瘤的发展，缓解由其引起的症状。

3. 冷冻消融治疗局限性前列腺癌患者的并发症有哪些

前列腺癌冷冻消融术是一种微创治疗技术，与根治性切除、放疗相比，具有不良反应轻、副作用少、治疗安全等特点，但相关的并发症仍是一个不可忽视的问题。

（1）近期并发症（手术3个月内）

会阴部肿胀和麻木是较常见的并发症，与前列腺周围血液及淋巴回流障碍，以及会阴部穿刺部位渗血有关，一般发生在手术后1周内，2周左右可以缓解。轻度的麻木和疼痛不适可自行缓解。术后对穿刺点压迫止血、使用抗炎药物，以及托举阴囊均可以减轻会阴部肿胀。但若疼痛持续且剧烈，须警惕会阴部感染的可能性。

局部组织水肿或尿道损伤可能导致尿潴留，需要医生根据实际情况判断是否需要留置尿管和口服 α 受体阻滞剂。

（2）远期并发症（超过 3 个月仍持续存在的并发症）

勃起功能障碍曾被认为是前列腺癌全腺体冷冻消融最常见的并发症，与损伤周围血管、神经束有关，通常在治疗后 1 个月内出现。随着神经功能的恢复，部分患者的勃起能力可在 2~3 年内获得一定程度的恢复。而现在，勃起功能障碍发生率已大幅度下降。在冷冻消融治疗前后辅以勃起功能恢复药物，可以有效解决勃起功能障碍的问题。

其他少见的远期并发症还有尿道腐肉、尿道直肠瘘、尿道狭窄和尿失禁等，若出现相应症状应及时就医寻求专业帮助。

4. 冷冻消融治疗前列腺癌的成功率是多少

前列腺癌冷冻消融术是一种具有治愈性效果的治疗方式，患者 5 年生存率良好，且安全有效。该技术发展历史较短，随着临床冷冻外科技术的发展，冷冻消融已成为根治前列腺癌的有效方法之一。冷冻消融在局部控制前列腺癌的同时，使得病灶局部释放大量肿瘤抗原，诱导机体产生特异性抗肿瘤免疫反应。因此冷冻消融已逐渐成为治疗局限性前列腺癌的一线治疗手段。

5. 冷冻消融与腹腔镜手术切除术孰优孰劣

对于局部前列腺癌，根治性前列腺切除术仍然是传统的治疗选择。但对于低风险患者而言，冷冻消融不失为一种有效的微创治疗方法，既有机会获得良好的肿瘤学结果，又能保存较高的生活质量。在安全性方面，与传统治疗方法比较，冷冻消融治疗后直肠损伤、尿失禁和勃起功能障碍的发生率较低。

（徐涛）

十、局限性前列腺癌治疗的成功率

医生和患者都希望疾病能够"治愈"。治愈是什么呢？从文字上理解是恢复健康，目前治愈更包括温暖人心，净化心灵，患者悲伤时使其能得到安慰。在美国纽约东北部的撒拉纳克湖畔，镌刻着西方一位医生特鲁多的铭言："有时去治愈，常常去帮助，总是去安慰。"这句铭言，总括了医学之功，疾病的治愈是短时的、是有限的，自然规律下，人不可能永远没有疾病，医生可以的是帮助和安慰，是按照自然规律，使生命得到延续。

"去治愈"需要丰富的科学知识和实践积累。"治愈"是"有时"的，不是无限的，这里的分寸把握很精细。医学不能治愈一切疾病，不能治愈每一例患者。而患者也不要盲目相信医学的"本事"，对医学产生不切实际的幻想。就算治愈了，医生也应该客观地评估其成效。事实上，绝大多数医生都追求精湛的技术水平，试图做一个真正能"治愈"的人。这也是医学的人文性使然。但所有医生都知道"癌症"难以治愈，而江湖医生会告诉你"我行"。

> 治愈是有时，是有限的

> 有时　治愈　有限

另外，从短期的情况分析，得到有限治愈的目的，需要有两个前提，第一个是前列腺癌本身是局限的，属于可治愈阶段；第二个是在这一阶段接受了正确的治疗。另外，需要明确的一个概念是疾病特异性生存率：也就是不因为前列腺癌而死亡的生存时间。对于局限性前列腺癌来说，目前5年疾病特异性生存率几乎能够达到100%。

局限性前列腺癌是指癌细胞在前列腺内部，尚未扩散到身体其他部分的前列腺癌。对于临床检测到的局限性前列腺癌，其进展所致的生命危险为10%。临床常用治愈前列腺癌的手段主要包括根治性前列腺切除术、根治性放射治疗及冷冻治疗。

（一）前列腺癌根治术的成功率有多高

1. 前列腺癌根治术的成功率与风险

总言之，常在河边走，哪能不湿鞋。但是做一件事情，如果每次都犯一样的错误，那么这件事做得就一定有问题。手术也是一样，做任何一种手术都有风险，作为一种相对比较大的手术，前列腺癌根治术也不例外。该手术可能会引起多种并发症，严重者甚至可能造成死亡。但总体而言，这些严重并发症的发生率较低，且与患者的一般健康情况如高龄、心血管病及医疗条件有关。具体而言，除了一般手术所共有的风险（心脑血管意外、麻醉意外、切口感染等）外，主要的风险有术中严重出血、直肠损伤、术后阴茎勃起功能障碍、术后切缘阳性、永久/暂时性尿失禁、膀胱尿道吻合口狭窄、尿道狭窄、深部静脉血栓、淋巴囊肿、尿漏、肺栓塞等。

在1982年以前，人们对前列腺的解剖认识还不够，手术的风险性很高，但随着阴茎背深静脉丛、前列腺周围血管神经束的发现，手术安全性越来越高，接受手术治疗的患者也越来越广泛。所以目前无论是开放手术、腹腔镜手术还是机器人辅助腹腔镜都已被广泛地安全使用。但是另一个问题就是前列腺癌是否还是局限的。在20世纪90年代以前，PSA还没有被广泛地应用，在美国，初诊发现的局限性前列腺癌患者也仅仅占25%，而其中真正能够治愈的前列腺癌患者不到一半。目前在美国，初诊局限性前列腺癌或局部进展性前列腺癌的患者有90%，他们的5年生存率达到了100%。而目前我国初诊转移性前列腺癌的患者有50%~76%，5年生存率仅为30%左右。所以要想治愈前列腺癌，关键还是早期发现前列腺癌，因为一旦前列腺癌扩展到前列腺以外，生存时间会非常有限。

2. 如何看待切缘阳性

前列腺就像一个包着盒子的圣诞礼物，它外面还有几层包装纸。切前列腺的时候，会把外面的几层包装纸也切掉，也就是前列腺外面的被膜。之后会把切除的前列腺外面涂满"墨汁"，再固定、切片、染色，在显微镜下观察。如果这个时候发现在墨汁染到的标本表层，有前列腺癌细胞，我们就叫切缘阳性。

这是不是说肿瘤组织没有被完全切除掉呢？这存在很多可能，例如肿瘤细胞污染或沾染切缘，肿瘤细胞恰巧仍存在于被切除的标本一边，而残留的组织已经没有前列腺癌细胞，有些肿瘤细胞即使残留，由于手术中血管被切断，应用能量设备也会使残存的肿瘤细胞死亡，另一部分就像我们理解的，肿瘤细胞仍有残留，而且顽强生存下来了。所以前列腺癌根治术后出现切缘阳性不必慌张，这其中有残留的可能，也有可能是一种假象。另外，局部进展期或高级别的肿瘤，因自身浸润性生长特点也会使前列腺切缘阳性率提高。

另外，所谓的前列腺癌细胞紧贴切缘，可能多数情况下仍然是切缘阴性，这种紧贴切缘的距离一般是 0.2mm。

所以医生在分析切缘阳性的情况时会综合很多因素，例如阳性切缘前列腺癌细胞的 Gleason 评分，如果是 3 分，一般没有太多问题。另外前列腺癌是否为局部进展性，例如肿瘤侵犯了前列腺周围的脂肪或者是精囊，就是临床上所述的 T_{3a} 或 T_{3b} 分期，这时肿瘤是局部进展性，切缘阳性率会显著升高，可能需要术后辅助放疗，以提高治疗效果。另外术后患者的 PSA 是否达到了根治水平，如果 PSA 长期维持于根治水平，也不必担心切缘阳性，并且不需要积极辅助治疗。此外，就是淋巴结清扫结果中是否发现了转移的淋巴结。这些结果与切缘阳性在一起，往往需要两项以上的危险因子，才需要术后积极关注切缘阳性问题，并给予术后辅助治疗。

3. 如何看待 PSA 水平

PSA 是前列腺特异性抗原，是一种含有 237 个氨基酸的单链多肽，可以分解精液中的主要胶状蛋白，有稀释精液的作用。PSA 具有组织特异性，即只有前列腺可以产生。发生前列腺癌时，PSA 水平会升高。PSA 的半衰期一般为 3.7 天左右，根治性前列腺切除术后 6 周，PSA 需要达到根治水平。如果 PSA 持续升高说明体内可能仍有残留的前列腺癌病灶。

PSA 根治水平在临床上多采用 0.2ng/ml 这个标准，因为通过对患者生存的回顾，在 PSA 低于 0.2ng/ml 时，患者出现复发的机会很低。目前认为 PSA 低于 0.1ng/ml 会更好。但实际上在很低水平的时候不用特别纠结于 PSA 的一点点变化。

首先，不同实验室应用检测 PSA 的试剂盒不同，这就会造成 PSA 在不同医院检查的结果会有波动；其次，即使在同一个实验室，每次检测同一个血液样本的 PSA 时，也会有误差，所以在根治水平以下时 PSA 的轻微变动不用特殊注意。例如 PSA 从 0.03ng/ml 升到了 0.06ng/ml，这并不会对生存造成影响。有一项研究发现，对于 400 名前列腺癌根治术后 PSA 高于根治水平的患者进行随访，5 年内 PSA 仍稳定的患者为 75%，5~10 年 PSA 仍稳定的患者为 23%，超过 10 年，仍有

5% 的患者 PSA 处于稳定水平。所以虽然单纯术后 PSA 达到根治水平最好，但是 PSA 未达到根治水平也仅仅是一个疾病进展的危险因素，尚需要结合其他因子一起进行分析。

（二）如何看前列腺癌根治术后的病理报告

1. 肿瘤会复发吗

患者及其家属常会询问肿瘤是否会复发的问题。然而术前医生也很难提供此类有价值的信息。但是前列腺癌根治术后患者及其家属会得到一个重要的信息，就是病理报告，而病理报告最重要的意义则是可以明确肿瘤类型及病理分级，甚至预测术后肿瘤复发的概率。术后病理报告一般会至少包含 5 个重要信息：手术切缘是否阴性、精囊是否侵犯、Gleason 评分、包膜外是否存在侵犯、是否存在淋巴结转移。根据以上信息，再结合 PSA 水平，可以计算每位患者术后风险评分，并根据评分预测后续复发的概率，有助于更好地了解治疗效果并选择合理的术后治疗手段。即使病理报告提示肿瘤已完整切除，患者仍有一定的肿瘤复发风险。因为肿瘤细胞具有较强的迁移和侵袭能力，可能在行根治手术之前，肿瘤细胞已经侵袭了邻近组织或随着血液播散到了其他器官（如肺部），但因肿瘤处于极早期或者肿瘤细胞处于潜伏状态，影像学检查未能发现肿瘤转移灶，在长期未及时治疗的情况下，肿瘤细胞再次生长、增殖，会使肿瘤复发。此时，建议患者保持乐观的心态，因为体内的肿瘤细胞与免疫系统处于博弈状态，心情舒畅可以适当增加机体的免疫力，在一定程度上遏制肿瘤。

简单的风险评估可以分为四组：第一组，术后病理 Gleason 评分 6 分或以下，肿瘤为局限性，切缘阴性，这些患者 10 年 PSA 位于根治水平的比例大约是 95%，前列腺癌特异性生存时间最长；第二组，术后病理 Gleason 评分 6 分，切缘阳性，或 Gleason 评分 7 分，肿瘤为器官局限性，患者 10 年 PSA 位于根治水平的比例大约是 72%，生存预后良好；第三组：术后病理 Gleason 评分 7 分，局部进展或切缘阳性，或者是 Gleason 评分 8~10 分，精囊侵犯，这些患者术后 10 年 PSA 位于根治水平的比例是 41%；第四组，预后最不好，就是术后发现盆腔淋巴结有转移，这些患者术后 10 年 PSA 位于根治水平的比例仅有 13%。

此外，低 Gleason 评分，例如 6~7 分的局限性前列腺癌的患者，术后如果

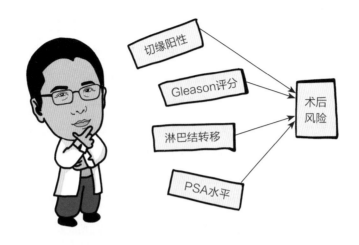

术后病理 Gleason	分数	10年内PSA位于根治水平比例
第一组	6~	95%
第二组	6/7	72%
第三组	7/8~10	41%
第四组	淋巴结有转移	13%

PSA 升高，一般以局部复发居多，联合前列腺手术区域的放疗往往可以起效。而 Gleason 评分 8~10 分的患者，如果术后 PSA 高于根治水平，不仅仅有可能局部复发，还有可能存在远处的微小转移，所以局部放疗往往仅能够获得短时间的获益。

复发并不要紧，关键的是在合适的时机能够切入积极的治疗，仍能获得足够的生存时间和生活质量最为重要。

2. 为什么会出现切缘阳性

切缘阳性与很多因素有关，包括肿瘤自身所具有的浸润性生长、患者自身解剖结构、手术医生及病理医生经验、医院医疗条件等。但是即使病理报告为切缘阳性，也并不意味肿瘤仍然残留。最简单的解释是：手术刚好切除了前列腺癌残存的几层细胞，这样看上去好像是切缘阳性，但实际上肿瘤已经被切干净了。其次，想一下被雷电劈到的树，树不但死了，周围的草也死了。在医生做手术的时候，所使用的电刀等温度很高，而且切除前列腺的过程中，前列腺的血供也被切断，肿瘤在无血供的情况下也会死亡，所以并不是残留的肿瘤细胞都会有活性。再次，就是标本的制作过程，在前列腺癌根治术后，标本获得后，有时医生会切开标本，医生或护士也会接触或触摸标本，在这个过程中肿瘤细胞可能会污染前列腺表面，出现切缘假阳性或肿瘤细胞距离前列腺表面过近。最后，就是由于前列腺癌本身侵袭性高，已经侵犯了前列腺外的被膜——那几层"包装纸"，这时前列腺标本的切缘也是阳性。这个时候要保持切缘阴性是不可能的。所以在一些情况下，医生在手术的时候也需要更广泛地切除前列腺周围组织。但如果确实是切除不彻底，残存肿瘤就有可能进展。这类情况需要像上面的情况一样，综合分析患者的危险因素，确定患者是否需要采取积极的辅助治疗措施以消除残余肿瘤或延缓肿瘤进展。

（三）根治术后或放疗后 PSA 又升高了怎么办

1. 前列腺癌根治术后 PSA 又升高

正如前文所述，因为 PSA 的检测不能每次都非常精准，所以应该先复查一下 PSA 是否确定升高了。如果 PSA 在 0.03ng/ml、0.07ng/ml，之后又降到 0.05ng/ml 这样的波动是没事的。一般 PSA 0.2ng/ml，而且连续 3 次，每次 PSA 升高大于前次的 50% 以上，才认为是升高。但如果确实存在 PSA 连续升高、均大于 0.2ng/ml 的情况，一般认为是生化复发。生化复发提示体内可能存在微小转移灶或肿瘤残留。特别是对于切缘阳性、淋巴结有转移或高 Gleason 评分的患者，若 PSA 值升高，需高度警惕复发征象。此外，除需要了解 PSA 是否真正再次升高外，还需要了解所谓的 PSA 倍增时间（PSADT），这个时间越短，肿瘤进展的风险性越高。有研究把这种倍增时间分为 3 个组，第一组是小于 3 个月，第二组是 3~9 个月，第三组是 10 个月以上。对于 PSA 倍增时间小于 10 个月的患者，其出现肿瘤骨转移的风险会显著增加、出现肿瘤特异性死亡的时间会显著缩短，所以对这类患者，需要积极的治疗。而对于 PSA 倍增时间大于 10 个月的患者，则可以暂时不用担心，这类患者的疾病进展非常缓慢。

对于生化复发的患者，如果确定 PSA 大于 0.2ng/ml 时，目前国际上推荐应用 PSMA 标记的 PET 进行检查，以期明确患者是否存在微小转移灶。对于应用骨扫描、胸腹部 CT、盆腔 MRI 检查未发现转移的患者，应用 PSMA-PET 检查时有 70%~90% 可以发现转移灶。这类分子影像的发展，极大地改变了目前对生化复发患者的治疗方式。既往，对 PSA 倍增时间≤10 个月的患者，一般应用新型的雄激素受体拮抗剂。而如果能通过检查发现微转移灶，早期结合局部放疗等减瘤性治疗，患者可以获得更长的无转移生存时间，或者可以有更长的不应用内分泌治疗的观察时间。

2. 放疗后 PSA 又升高

近年来，放疗发展迅速，立体定向放疗、三维适形放疗、质子或重离子放疗等方法，对前列腺癌的治疗效果越来越好，副作用越来越小。但即使做了根治性放疗，前列腺病灶内仍有可能残留少量癌细胞。这些癌细胞有可能再次启动快速复制，即人们常说的肿瘤复发。此外，根治性前列腺切除术后再次通过放疗消灭残留癌细胞，其后也可能会出现残留肿瘤细胞和肿瘤细胞快速增殖的情况，甚至出现远处转移，这都属于肿瘤复发。患者定期复查，发现血清中 PSA 上升，这同样是一种生化复发。如果进一步进展，在影像诊断或直肠触诊中发现肿瘤组织，就是临床复发。所以，前列腺癌根治术后，需要对 PSA 进行积极地监测。所幸，这个指标非常敏感，可以帮助我们早期发现前列腺癌进展。医生会根据治疗前的肿瘤恶性程度、进展程度、PSA 值的上升速度等进行综合考虑。放疗后的复发不能像根治性手术后那样，再采用放疗，这样有可能会出现不可控制的放疗副作用。但是如果肿瘤局限于局部，可以再考虑应用根治性手术治疗，但是这种手术治疗的副作用比较大，治疗前需要慎重考虑。另外就是根据 PSA 的倍增时间考虑是否应用新型雄激素受体拮抗剂治疗。对于 PSA 不太高，倍增时间也大于 10 个月的患者，也可严格定期复诊。后面这类前列腺癌一般进展比较缓慢。因此，即使在根治性放疗后发现 PSA 再度升高，也不用过度恐慌。

（四）前列腺癌根治性放疗后的肿瘤控制效果如何

1. 前列腺癌根治性放疗后的肿瘤控制效果如何

对于局限性前列腺癌患者，前列腺癌根治性切除术或根治性放疗均可以达到治愈的效果。此外，根治性放疗适用于肿瘤病灶局限于盆腔无远处转移的各个分期的前列腺癌患者。只要患者身体条件能够耐受放疗，放疗能给患者带来治疗上的获益即可适时安排。目前，主流医学观点是根治性前列腺切除术和根治性放疗在局限性前列腺癌治疗中可取得相当的疗效。目前，随着放疗技术的进展，其副作用也越来越小。所以对于预计生存时间小于 10 年，或者是伴随疾病多、手术耐受性差的患者根治放疗更是首选的治疗。此外，对于存在盆腔以外少数淋巴结转移，或者小于等于三处骨转移的前列腺癌患者，也有很好的证据证明放疗可以使这类患者延长更多的寿命。

2. 前列腺癌根治性放疗的成功率

目前认为，对于局限性前列腺癌患者，前列腺癌根治性切除术或根治性放疗均可以达到治愈的效果。此外，根治性放疗适用于肿瘤病灶局限于盆腔无远处转移的各个分期的前列腺癌患者。只要患者身体条件能够耐受放疗，放疗能给患者带来治疗上的获益即可适时安排。目前，主流医学观点是根治性前列腺切除术和根治性放疗在局限性前列腺癌治疗中可取得相当的疗效。但是前列腺癌放疗的效果与放疗剂量显著相关。此外，PSA 下降的水平可能并没有手术那么低。如果用 PSA 降低的情况去评估，一项来自美国的研究，总结了 743 例前列腺癌患者接受放疗后 PSA 降低的效果。其中，接受放射剂量 76~81Gy 的患者，PSA 小于 1ng/ml 的比例为 90%，接受放射剂量 70Gy 的患者，PSA 小于 1ng/ml 的比例为 76%，而接受放射剂量为 64.8Gy 的患者，PSA 小于 1ng/ml 的比例为 56%。但最终，评估任何治疗有效率的最佳指标都是生存时间，对于目前各种放疗进行根治性治疗前列腺癌的数据，还需要有随访时间更长的研究证据。

3. 前列腺癌根治性放疗后是否需要进行内分泌治疗

放疗之前、之中和之后都需要联合内分泌治疗。放疗前应用内分泌治疗的原因是希望前列腺缩小，这样在放疗的时候就可以在前列腺有限的位置接受更多的有效放射治疗剂量。越来越多的证据表明，放疗前 6 个月的内分泌治疗，可提高局限性中危前列腺癌的无生化复发生存率，降低远处转移率，并提高肿瘤特异性生存率。放疗后联合 2~3 年的辅助内分泌治疗同样可以提高局限性高危前列腺癌的局部控制率、长期生存率及降低前列腺癌的进展风险。所以放疗需要联合内分泌治疗。

（五）局限性前列腺癌治疗的思考

局限性前列腺癌定义为肿瘤局限于前列腺和精囊腺，无淋巴结转移或远处转移。手术、放射治疗（放疗）、内分泌治疗是当今治疗前列腺癌的重要手段，对于局限性前列腺癌患者可以通过手术或放疗达到治愈的效果。根治性前列腺切除术后如存在不良预后因素（切缘阳性、包膜外侵犯、精囊腺受侵、术后 PSA 持续高水平）或出现 PSA 复发（连续 2 次 PSA 大于等于 0.2ng/ml）、临床局部复发时，应给予辅助放疗或挽救性放疗。根治性前列腺切除术后 14%~41% 的患者病理切缘阳性，术后切缘阳性或前列腺包膜广泛受侵（pT_3 期）的患者，术后复发率达 30%~40%。

然而，局部治疗（focal therapy）不仅仅包括冷冻消融治疗，还有高能聚焦超声治疗等，这类治疗的发展也依赖于目前影像学的进展，影像学可以使我们发现更具侵袭性的前列腺癌病灶，也可以帮助我们把穿刺针引导到需要治疗的部位，这样就可以达到治疗肿瘤而副作用又非常小的目的，已成为低危、高龄、局限性前列腺癌治疗的一种一线治疗选择。

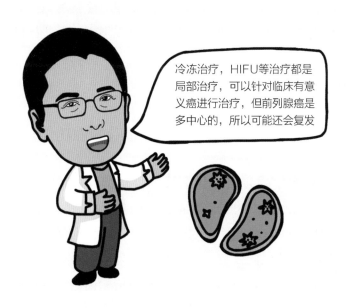

（徐涛）

十一、局限性前列腺癌治疗后的勃起功能和排尿功能问题

局限性前列腺癌是指癌细胞在前列腺内部，尚未扩散到身体其他部分的癌症。它也被称为早期前列腺癌或器官受限性前列腺癌。对于极低风险的局限性前列腺癌患者来说，临床医师建议积极随访。对于大部分低风险局限性前列腺癌患者来说，积极随访是首选方案。对于那些密切随访过程中出现进展可能性较高的低风险局限性前列腺癌患者来说，可实施治疗干预（如根治性前列腺切除或放疗）。对于部分中等风险的局限性前列腺癌患者来说，临床医师可考虑其他治疗措施，如冷冻治疗。对于高风险局限性前列腺癌患者来说，临床医师应建议将根治性前列腺切除术或放疗加雄激素去势治疗作为标准方案。根治性前列腺切除术引起的尿失禁和性功能障碍要多于根治性放疗，但根治性放疗引起的肠道功能紊乱和直肠损伤风险要高于根治性前列腺切除术。随着冷冻治疗技术在前列腺癌治疗中的广泛应用，其所呈现的并发症，如勃起功能障碍、尿失禁、尿道损伤、直肠损伤、骨盆疼痛等，已越来越不容忽视。

（一）局限性前列腺癌治疗后的性功能问题

1. 前列腺癌治疗后会出现什么样的性功能问题

前列腺癌根治术后大多数患者会出现勃起功能障碍问题。然而，性欲衰退和勃起功能障碍是互为因果的。患者面临"有心无力"的局面，对性生活也兴趣寡然，长此以往会造成性欲减退。患前列腺癌时，前列腺癌手术的标准方案需要同时切除其上后方的精囊并切断与精囊相连的输精管道。精囊液和前列腺液是精液的重要组成部分，同时输精管道切断后，生育的种子（精子）也就无法排出来，从而造成前列腺癌根治术后不射精及不育。即使在达到性高潮的时候也没有精液射出。在前列腺切除后，即使性神经受损，阴茎丧失自发勃起功能，但由于患者阴茎感觉神经存在，部分患者仍能够体验到性高潮。有一研究报

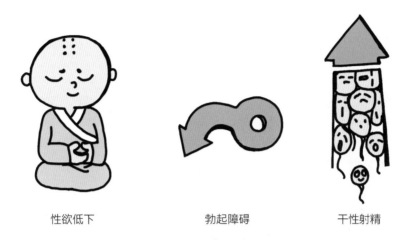

性欲低下　　　　　　　勃起障碍　　　　　　　干性射精

前列腺癌治疗后会出现的性功能问题

道了入组前列腺癌根治术后患者性高潮恢复情况及相关影响因素，通过随访发现，40% 左右的患者性高潮体验度可维持于原水平。接受体外放射治疗的患者仍然有约 28% 会出现勃起功能障碍、阴茎痛等性相关不良反应。部分接受近距离放射治疗的患者也会出现勃起功能障碍，但是概率较低。勃起功能障碍曾被认为是前列腺癌全腺体冷冻消融最常见的并发症。

2. 消融治疗与勃起功能障碍

勃起功能障碍是前列腺癌冷冻治疗最常见的并发症。但与前列腺癌根治术相比，冷冻治疗术后勃起功能障碍的发生率相对较低。Thong 等对 3 053 例根治性前列腺切除术后患者的问卷调查发现，勃起功能障碍的发生率高达 83%。而 Jones 等对 1 198 例全前列腺冷冻治疗的患者统计分析发现，术后有 25.2% 的勃起功能障碍患者恢复了性生活，其中不需要药物或手术辅助治疗的患者占 8.8%。

3. 什么是勃起功能障碍

勃起功能障碍，俗称阳痿，是指在试图性交时有一半以上的概率不能勃起，或者勃起不持久，或者勃起中断。阴茎完全不能勃起者称为完全性勃起功能障碍，阴茎虽能勃起但不具有性交需要的足够硬度者称为不完全性勃起功能障碍。

以上是医学解释，实际上就是阴茎不能好好行使生殖功能了。这种功能障碍有不同的程度，一般应用量表进行评估（表 9）。得分越高，功能越好。

表 9　IIEF5 勃起功能问卷

	0	1	2	3	4	5	得分
1. 对阴茎勃起及维持勃起有多少信心		很低	低	中等	高	很高	
2. 受到性刺激后，有多少次阴茎能坚挺地进入阴道	无性生活	几乎没有或完全没有	只有几次	有时或大约一半时候	大多数时候	几乎每次或每次	
3. 性交时，有多少次能在进入阴道后维持阴茎勃起	没有尝试性交	几乎没有或完全没有	只有几次	有时或大约一半时候	大多数时候	几乎每次或每次	
4. 性交时，保持勃起至性交完毕有多大困难	没有尝试性交	非常困难	很困难	有困难	有点困难	不困难	
5. 尝试性交时是否感到满足	没有尝试性交	几乎没有或完全没有	只有几次	有时或大约一半时候	大多数时候	几乎每次或每次	

4. 出现勃起功能问题一定是前列腺癌治疗导致的吗

首先要判断在治疗前，自己是否已经出现了勃起功能问题。前列腺癌患者主要是老年男性，新诊断患者中位年龄为 72 岁，高峰年龄为 75~79 岁。中老年男性，一般在 45 岁以后，随着年龄增加，睾丸内分泌功能减退，体内雄激素水平可能会持续、缓慢和稳定地下降，导致患者出现性欲减退、勃起功能障碍。因此，很多前列腺癌患者在局限性前列腺癌治疗前就已经出现了勃起功能障碍或勃起功能不足。但是很多患者并不会留意到这一点。在局限性前列腺癌治疗后对自身的关注，更加重视这一点，会错误认为勃起功能障碍和治疗相关。所以手术可能使既往不佳的功能"雪上加霜"。

5. **手术治疗后为什么会出现勃起功能问题**

前列腺癌患者在前列腺癌根治术后即会出现勃起功能障碍。出现这种手术相关的勃起功能障碍的原因主要有两点：①术后短期的海绵体神经麻痹；②术中患者的海绵体神经未保留。即使手术中患者的海绵体神经得以保留，在不用任何康复手段的情况下，大部分患者仍需要 2 年以上才能逐渐恢复勃起功能，这段时间称为"神经麻痹"期。造成勃起相关神经麻痹的主要原因包括术中海绵体神经受牵拉造成损伤、电刀热灼伤、炎症性损伤或是营养神经的血管在术中无法保留造成缺血。需要注意的是，这种神经麻痹会引起患者日间和夜间的勃起消失，进一步会引起阴茎海绵体缺氧，导致海绵体内胶原沉积，平滑肌细胞凋亡和纤维化，甚至使海绵体出现静脉瘘导致永久性勃起功能障碍，这一机制已由动物体内实验获得证实。

（二）有勃起功能障碍时怎么办

1. **如何判断自己在治疗后出现勃起功能问题**

首先，在判断勃起能力时我们通常会用到一张评分表，也就是国际勃起功能指数评分表（IIEF-5）。患者可以根据自己 4 周内的性交的情况来进行自我评分，如果总分少于 21 分的话，那么说明勃起能力出现了问题。此外，我们可以根据勃起硬度分级判断是否出现勃起功能问题。勃起硬度分为四级。一级是受到性刺激后有点反应，但是不硬；二级是有反应，但是不能插入；三级是能够插入阴道，但是像熟透的香蕉；四级是最佳的硬度，插入阴道以后，能够给对方带来最好的感觉，手感类似于新鲜的黄瓜。通过晨勃来判断：晨勃是成年男性通常可以观察到的现象，如果晨勃存在的话，通常提示勃起的生理功能是正常的。通过自慰来判断：如果没有性交或性交时表现不好，但自慰时勃起完全正常的话，则说明阴茎勃起的生理功能通常是正常的。邮票试验：睡前将四五张邮票连在一起围绕阴茎根部，缠成一个圈，正常人夜间会有自发勃起，勃起后邮票则会被撑裂。睡眠状态下，人受到精神心理因素影响极少，所以如果夜间勃起正常的话，则提示勃起生理功能正常。

2. 勃起功能障碍时怎么办

前列腺癌根治术后阴茎勃起功能障碍的发生率为 30%~90%，是较为常见的。当患者在术后出现勃起功能障碍时首先要保持心态平和，避免情绪的剧烈波动。其次，根据自身的情况评判该问题对自己生活质量的影响，如果患者本身年龄较大，本身及配偶无性生活需求，排尿储尿无明显问题，可采取暂时保守观察的态度。除此之外，部分患者仍然对性生活有需求的情况下可进一步就医，在医师的指导下康复治疗。可以采用口服药 PDE-5 抑制剂，若这些药物不起作用，真空勃起装置（VED）疗法和尿道内给药（如尿道栓剂 MUSE）可以更有效。阴茎注射疗法也帮助了很多男性，可以考虑作为前列腺切除术后阴茎修复疗法之一。

3. 出现勃起功能问题应该如何康复及治疗

阴茎康复治疗是指通过在前列腺癌根治术或冷冻消融术后使用药物、辅助装置等非手术疗法来恢复或保留阴茎的勃起功能。最简单的办法就是患者在接受性刺激后，尝试使阴茎勃起或增大，增加阴茎海绵体的血供以达到康复的目的。但临床上，患者在不依靠药物或辅助装置的情况下，在根治性前列腺切除术后早期很少能使阴茎有效勃起。目前常用的康复治疗方法包括口服 PDE-5 抑制剂、真空勃起装置（VED）、阴茎海绵体内药物注射（ICI）、尿道内给药（如尿道栓剂 MUSE）及联合疗法。

4. PDE-5 抑制剂如何改善勃起功能问题

PDE-5 抑制剂，就是 5 型磷酸二酯酶抑制剂，它通过增高细胞内 cGMP 浓度，导致阴茎海绵体平滑肌松弛，使阴茎海绵体内动脉血流增加，产生勃起。实际上阴茎就是一个液压装置，或者说像足球，里面的气充满了，气球就硬了，如果没气，足球就是软的。血管就是足球的空腔，空腔放松就可以打进血液，而海绵体的平滑肌放松就是血管平滑肌放松的基础，所以用 PDE-5 抑制剂可以使阴茎变硬。

前列腺癌患者术后因术中的神经牵拉、术区炎症等原因引起海绵体神经麻痹，神经元性一氧化氮合酶（nNOS）短期内无法再合成 NO，因此主要依靠内皮源性和诱导性一氧化氮合酶（eNOS，iNOS）合成，PDE-5 抑制剂可以增加 cGMP 的水平，放大 NO 信号通路，在改善勃起功能的同时，改善阴茎的血供，抑制海绵体纤维化进程。目前科学研究显示，西地那非、伐地那非和他达拉非三种 PDE-5 抑制剂可以改善前列腺癌术后勃起功能障碍患者的勃起功能，提高性交成功率及性生活满意度。但目前对于上述三种药物在根治性前列腺切除术后勃起功能障碍患者服用的开始时间、最佳剂量、最佳疗程及患者选择等方面尚未达成共识，缺乏大样本的前瞻性随机对照研究。PDE-5 抑制剂相关药物的疗效对未做神经保留者的有效率仅为 0%~15%。

5. PDE-5 抑制剂会让患者形成依赖吗

首先要明确什么是"依赖"。药物依赖性是专用术语，又称药物成瘾或药物成瘾性，也俗称"药瘾"，是指药物长期与机体相互作用，使机体在生理机能、生化过程和 / 或形态学发生特异性、代偿性和适应性改变的特性，停止用药可导致机体的不适和 / 或心理上的渴求。从这个方面来说，合理应用 PDE-5 抑制剂不会形成依赖。实际上科学家对 PDE-5 抑制剂有专门的研究，比如正常情况下每天吃 100mg，要吃到 50 倍也就是 5 000mg 的时候才有依赖性，患者是不可能吃这么多的，最大剂量是一片、两片。临床应用十几年的经验也表明，这类药物是没有成瘾性的，经常使用不会造成依赖。

其次，对很多药物，患者都害怕形成依赖。反过来想，我们对食物和水是否也是一种依赖。如果需要、没有不良反应，不用太担心依赖。

6. 真空负压勃起装置与术后勃起功能障碍

就像食品的真空包装，把包装中的气抽走，而待在真空包装中的阴茎与食品不同，人体会向它供血，从而在抽气的过程中使阴茎变大。

科学地说，该装置是利用真空负压的原理，使阴茎周围的血液被负压吸引到阴茎海绵体内，促使阴茎增大并勃起，同时压力收缩环扎在阴茎根部阻断海绵体内的静脉回流来维持勃起。使用真空负压装置治疗要适当掌握负压，否则易产生阴茎瘀血、疼痛、包皮水肿等并发症。动物实验表明，真空负压装置能够改善阴茎海绵体内的缺氧状态，抑制平滑肌细胞凋亡和海绵体纤维化。作为一种非侵袭性的康复手段，真空负压装置治疗各种原因引起的勃起功能障碍长期有效率和患者满意率均超过 80%。对于术后勃起功能障碍患者，应用真空负压装置后的性交成功率高达 90% 以上。目前认为，患者前列腺癌术后 1 个月（拔除导尿管后）即可开始真空负压装置康复训练，每天或隔天进行一次，每次在 10 分钟左右，使用

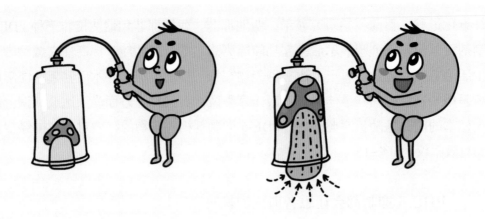

压力收缩环尝试性交则最好在根治性前列腺切除术后 2 个月进行。除此之外，真空负压装置还可以预防前列腺癌术后患者阴茎萎缩的发生。

7. 阴茎假体植入与术后勃起功能障碍

就像经常倒伏的植物，我们在外面绑个木棍，植物就可以借力挺直。假体植入就是在软的阴茎里面支个"硬棍"，功能就恢复了。

科学地说，阴茎假体植入术是一种通过植入阴茎假体用来治疗勃起功能障碍的手术方法，可以恢复阴茎的功能，使男性不用口服药物就能重新进行性活动。阴茎假体也叫人工海绵体，分人工海绵体、水泵、水囊三部分。阴茎假体植入术对于前列腺癌手术所致严重勃起功能障碍患者是很好的手术治疗方法。阴茎假体的优点是脱离药物患者也可达到较大的硬度，随时都可完成较好的同房，同房的质量方面完全不受影响。阴茎假体植入术，即在阴囊处装上一个开关，控制储存于腹部一侧的液体进出阴茎，以这种物理方法使阴茎勃起和疲软，对身体损害小。如果术前勃起正常的男性，乐观估计，可以采用保守疗法治疗6~12 个月，看看勃起功能是否恢复，若确实不能恢复可考虑阴茎假体植入术。

········· **（三）局限性前列腺癌治疗后的排尿功能和储尿功能** ·········

1. **局限性前列腺癌治疗后会出现哪些排尿和储尿问题**

膀胱：尿泡（出自《史记》），前列腺的上游，与前列腺一起控制排尿和储尿。唇亡齿寒，前列腺切掉了，老年人的膀胱功能本身可能也有问题，这时出现排尿和储尿功能障碍再正常不过了。

前列腺癌根治术后并发症主要包括出血、尿失禁、尿瘘、直肠损伤、尿道吻合口狭窄、勃起功能障碍等。排尿问题总体来说可以分为短期问题和远期问题。较为常见的短期排尿问题包括尿频、尿急、尿痛、夜尿增多、排尿困难、急性尿潴留等。一般持续时间较短，理疗、药物治疗、调整生活方式即可有效控制相应症状，加速康复。而远期的排尿问题多数为尿失禁（漏尿）。不管是传统的根治性手术，或是近几年兴起的冷冻消融、前列腺粒子植入治疗，尿失禁都是最为常见和严重的远期并发症之一，成因较为复杂，即便接受后续的综合治疗，一些患者的排尿功能恢复也相对欠佳。尿失禁是前列腺癌根治术后的一个重要并发症，严重影响患者的生活质量。在我国，患者在行前列腺癌根治术时，对术后尿失禁的恐惧可能要远远高于对术后阴茎勃起功能障碍的恐惧。有经验的泌尿外科医师，可使绝大多数患者在术后 3~12 个月恢复尿控能力。然而，众多文献报道无论是何种手术方式，前列腺癌根治术后尿失禁的发生率波动在 10%~40%。第三代氩氦刀冷冻技术的应用使前列腺冷冻治疗并发症发生率相对减少，但勃起功能障碍、尿失禁、尿道损伤、直肠损伤、骨盆疼痛等并发症预防治疗仍值得引起重视。

2. **为什么会出现尿失禁**

前列腺癌患者多高龄，本身就可能存在排尿和储尿的功能障碍，严格地说，手术治疗前需要评估患者的这些问题。前列腺癌治疗后出现尿失禁或加重与很多因素相关，主要与膀胱和前列腺解剖结构、周围神经血管束的完整性相关。多数前列腺癌治疗后尿失禁的发生与治疗过程中损伤前列腺周围组织和神经纤维有关。前列腺周围有分布广泛的神经血管束，对控制排尿有重要作用；前列腺周围的一些筋膜、韧带和肌肉群亦在排尿控制中有其作用。根治性前列腺切除在建立手术空间的过程中，不可避免地会损伤到上述组织结构，因此产生术后排尿或储尿障碍。总体而言，放疗及冷冻消融治疗发生术后排尿问题的概率明显小于传统的根治性手术。对于神经血管束、韧带、肌肉群等和排尿控制密切相关的组织，放疗及冷冻消融治疗因为避免了建立较大体积的手术空间，对前列腺周围组织的损伤相对较小，术后排尿障碍的发生概率自然更低。但是，局部治疗方法在治疗较为靠外的部分，紧贴周围重要组织的前列腺癌时，作用于前列腺癌组织的低温、超声、放射线等，仍存在误伤到紧邻的前列腺周围组织的可能。

有一些前列腺癌会累及前列腺尖部，而在前列腺尖部的尿道周围，环绕着一圈环形的横纹肌，这就是尿道外括约肌。尿道外括约肌同时接受交感神经、副交感神经及体神经的支配，控制着前列腺尿道的出口。前列腺尖部空间狭小，即使是相对精准的局部治疗也容易波及尿道外括约肌，从而损害正常的排尿功能，出现尿失禁等排尿障碍。

尿失禁就是控制不住尿，尿不由自主地流出来，导致尿裤子。专业上尿失禁分为急迫性尿失禁、压力性尿失禁、充溢性尿失禁、真性尿失禁及混合性尿失禁。

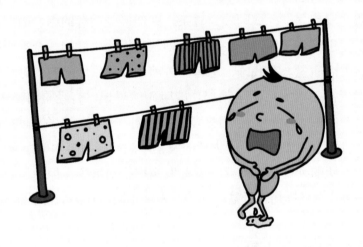

压力性尿失禁是指咳嗽、运动等使腹压增加的情况下产生的漏尿症状，其主要原因是尿道对尿液控制能力下降。什么会造成腹压增加？大家可以把手放在自己的肚子上，只要肚子使劲，就会造成腹压增加。多试试就会发现，几乎所有的全身动作都会造成腹压增加。所谓的咳嗽和打喷嚏仅仅是使腹压急骤升高。这类尿失禁在正常的高龄女性中很多见。前列腺癌根治术后尿道内外括约肌受损，其使尿道闭合的作用就会减弱，一旦腹压增加，就像"便秘或排尿困难"时肚子使劲、便于排便和排尿一样，尿液会更容易漏出。

急迫性尿失禁则是指急迫性尿意，来不及去厕所，出现尿裤子的症状。急迫性尿失禁可以伴随尿频、夜尿等症状，其主要原因是膀胱的肌肉收缩不受控制，往往是非前列腺原因或前列腺长期慢性梗阻引起的膀胱继发性改变。

充溢性尿失禁就是"水壶的水"已经装满了，还要往里面倒，水自然就溢出来了。这种情况多见于膀胱颈口以下尿路有较严重的梗阻引起尿潴留，当膀胱尿液储存到一定程度，膀胱内压力过高，超过了尿道的阻力，尿液就会间断、不自主地从尿道滴出。

真性尿失禁，就是"水龙头"关不住了，不停地漏。前列腺癌根治术后主要是由于尿道外括约肌损伤或缺陷。放疗后主要是由于尿道僵硬，肌肉无法使尿道闭合。

混合性尿失禁，这种情况好理解，就是多种尿失禁的原因混在一起。

前列腺癌治疗后出现尿失禁的原因可能是多方面的，需要根据具体情况具体处理，主要为真性尿失禁和压力性尿失禁，合并感染则可能合并急迫性尿失禁，若存在下尿路梗阻（如吻合口狭窄）等因素，还可能出现充溢性尿失禁。就诊时，作为患者，一定要好好回想自己漏尿的原因，这样才便于医生进一步检查、确诊及治疗。如果患者本人对自己漏尿的描述不清楚，医患交流及检查过程中就要走很多弯路，所以说，尿失禁患者最好的医生是自己。

3. 术后出现尿失禁初步的锻炼和恢复

建议患者在接受前列腺癌局部治疗后，有效控制体重，戒烟，同时进行盆底肌锻炼或膀胱功能的训练。盆底肌锻炼可以增强盆底肌肉对膀胱、尿道等器官的承托固定，避免因器官移位或活动性过强而产生的尿失禁；膀胱功能锻炼可以增加膀胱的容积，改善肌肉收缩舒张功能的失调，延长排尿间隔。

首先，我们看一下，什么叫盆腔。通俗地说盆腔就是腰以下和肛门之间、人中段的位置，后面是骨盆、前面是下腹部的肌肉，男性的膀胱和前列腺就位于这个"盆"的底端，其前面是耻骨，所以平常被保护得很好。因为尿道和肛门是男性盆底的出口，这个出口被很多肌肉封闭，在尿道和直肠出口的位置，两者被很多肌肉包绕，形成一个"8"字，就像葫芦一样。这些形成"8"字的肌肉里三层、外三层包裹了肛门和尿道，使我们能够自如地控制大小便。这些肌肉就是我们所谓的"括约肌"。所以实际上控制尿道的肌肉在这个"8"字的前方，而控制肛管的肌肉在这个"8"字后方，肌肉间密切相关而又各有功能。这些肌肉在憋尿、憋大便的时候可以一起使劲，也可以分别使劲。所以如果能够在以下的肌肉锻炼中找到确切的控尿肌肉，锻炼效果会更好，如果找不到，就只能应用"提肛"以带之。

此外，在骨盆里里外外也覆盖了很多肌肉，这些肌肉可以保护骨盆，保护和稳定骨盆内的脏器，统称为盆底肌。

下面介绍一种简便易行的盆底肌锻炼方法：凯格尔运动。排净大小便后，平躺在开阔的床或地面上，放平头部，展平背部，双臂放在身体的两侧，双膝微曲并拢。尝试寻找到直肠周围的肌肉，并以努力憋住大小便的动作，匀速向内收缩这些肌肉，维持住它们向上抬升的状态，避免过于用力或过大的收缩动作。收缩时在心中计数，从每次收缩 2~3 秒开始，过渡至每次收缩 5 秒，如果条件允许也可以尝试每次盆底肌肉收缩 10 秒。收缩完成后，放松盆底 3~5 秒，继续上述运动。连续做 10 次作为一组，每天练习 3~4 组为宜。在这个过程中，需要保持大腿、肚子和臀部肌肉的放松，不去活动以上的肌肉；同时，不要憋气或让腹部下沉。这一锻炼过程需要长期规律地坚持。

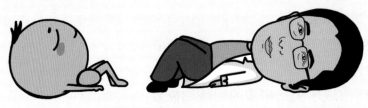

凯格尔运动

常用的膀胱功能训练包括提肛训练和延迟排尿，可以改善尿道外括约肌和膀胱功能。提肛训练适合在晨起或入睡前等安静状态下进行，先尽量均匀缓慢地深呼吸，在吸气和呼气的同时默念数数，一次吸气或呼气过程中数到六左右即可。呼吸稳定后，可伴随呼吸的频率交替进行提肛动作和放松动作。提肛动作就是有意识地将肛门向内收紧并向上提起的动作，放松动作就是相反的动作。动作需要缓慢轻柔地进行，避免过于用力或剧烈收缩。一般以 20~30 次为一组，可以缓慢增加频率。如果在训练中产生了尿意，将注意力集中在心中默数的数字上，尿意多数时候可缓慢消退，但如果实在无法控制也无须强行控制，正常排尿即可。

延迟排尿则是在产生尿意后，有规律地延长憋尿时间，包括收缩肌肉、转移注意力等，在尿意强烈的时候也尽量延迟半分钟到一分钟再去排尿。可以买一个量杯，或者用一个剪开的矿泉水瓶，估计每次的排尿量并且记录下来，形成排尿日记，这可以让患者更加直观地看到训练的成果，树立成就感和信心。开始锻炼时可以限定个时间，例如刚开始憋 30~50 秒，1 周后再多憋 30~50 秒，逐步延长。排尿训练也是循序渐进的过程，不要为一开始的控制困难而气馁。

4. 真性尿失禁的治疗

真性尿失禁产生的原因是尿道括约肌受损，失去弹性及闭合的能力。对于长期保守治疗无法改善的尿失禁患者，这时也有方法治疗。治疗方法包括人工尿道括约肌植入术、球海绵体悬吊术、经尿道注射填充剂等。其中人工尿道括约肌植入术是治疗前列腺癌术后中重度尿失禁的"金标准"。通俗地说，人工尿道括约肌就是在尿道上套一个"圈"，不尿尿的时候收紧，就不漏尿了，需要排尿的时候把"圈"打开，膀胱收缩，尿液就可以自然排出。

从专业角度看，人工尿道括约肌由压力调节球、控制泵、袖套和连接管组成。患者排尿时通过挤压控制泵排空袖套内液体，解除袖套对尿道的压迫，使尿液排出；排尿后压力调节球重新将液体输送至袖套，压迫尿道，从而控制排尿。其优点是疗效确切，手术成功率高，术后患者主观满意度高；其主要缺点是昂贵、手术创伤及术后定期再次手术等。

球海绵体悬吊术适用于轻中度真性尿失禁患者，这种治疗是把球部尿道挤压、向上牵引，辅助损伤的括约肌功能，从而控制漏尿。具体真性尿失禁是否需要治疗，或者应用哪种治疗方式，还是需要专业医生判断的。

5. 尿道吻合口狭窄的原因

前列腺癌根治术中，在切除前列腺及前列腺部尿道后，需要将尿道断端重新吻合。学者们在对前列腺癌术后尿道并发症的分析中发现，前列腺癌根治术尿道狭窄和膀胱颈挛缩的发生率为 25.86%，冷冻治疗术后为 10.27%。这种尿道吻合口狭窄受患者体质、炎症因素、局部血运、医疗条件及医师经验影响。通俗地说，就是伤口的瘢痕，有的人长得看不出来，有的人会长得鼓出来。这样的大瘢痕长在外面难看，长到尿道里面就把尿道堵了。

6. 前列腺癌治疗与直肠尿道瘘

前列腺和直肠是邻居，就隔着一堵墙，无论是手术操作还是冷冻消融，如果把墙打穿了，形成个小门，两家就没有"私密"可言了。"瘘"就是那个小门。

　　直肠尿道瘘的形成主要是因为直肠黏膜直接或者间接损伤，导致肠壁损伤，最终引发瘘管形成。患者前列腺癌根治术或冷冻治疗术后早期或数月后出现水样泻、气尿、粪尿等，常提示直肠尿道瘘的可能。新一代冷冻治疗技术下，前列腺癌冷冻治疗术后直肠尿道瘘的发生率较低。Hanna 等对前列腺癌术后直肠尿道瘘的分析中指出，前列腺癌根治术后的发生率为 1%~6%。而在全腺体前列腺癌根治性冷冻治疗中，学者们对患者随访发现，直肠损伤的发生率为 1.1%。

（徐涛）

十二、进展期前列腺癌的治疗

科学家们不停地努力研究可以治愈前列腺癌的药物。这些药物针对不同分期的前列腺癌，乃至于极早期、极脆弱时的前列腺癌，希望给其以强有力的打击，从而改变疾病的进程。所以，即使前列腺癌已经杀出了其固有的领地，突破了前列腺的包膜，我们仍然可以有效地治疗该病。

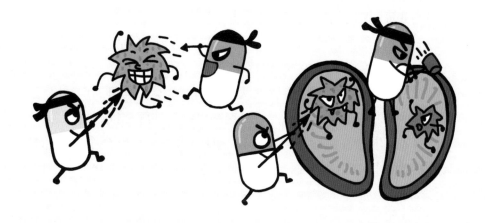

1. 进展期前列腺癌治疗的基础

进展期前列腺癌的治疗一定是在肿瘤学、放射治疗学和泌尿外科学专家的共同努力下，共同抗击肿瘤，从而改变疾病进程，改善患者预后。

1786年，英国外科医生John Hunter发现切除动物睾丸后可以使前列腺萎缩，但是直到20世纪40年代，来自美国芝加哥大学的Charles Huggins教授才证明这是因为睾丸切除后（去势）睾酮水平降低，从而也发现了去势可以治疗前列腺癌。他也因此获得了诺贝尔奖。Huggins教授应用雌激素（己烯雌酚）抑制垂体分泌的黄体生成素（LH），降低睾酮水平，从而达到了治疗前列腺癌的目的。目前所谓的内分泌治疗（去势治疗）主要包括两种方式：手术去势和药物去势。手术去势可以一劳永逸，而药物去势需要终身用药。而在内分泌治疗失败后，以往化疗是随之而来的选择，但是化疗引起的副作用，例如恶心、呕吐、脱发、乏力等，使患者望而却步。目前开发出的新型内分泌治疗药物、靶向药物、免疫治疗药物、核素治疗药物等则具有更低的副作用和更特异的作用方法，在效果得到确认的同时，也逐步提前到晚期前列腺癌的初始治疗当中。目前应用药物治疗主要包括以下三种情况：外科手术后，具有高危复发可能；根治性手术或根治性放疗后，PSA 仍处于可测量水平，但是没有发现肿瘤播散证据；转移性前列腺癌。实际上，第三种情况是最多见的。但是实验室的模型告诉我们，在几乎没有任何转移时应用这些药物，效果会更好。

目前，我们有了更多有效的方法治疗前列腺癌，即使当前列腺癌逃出前列腺本身的地域，我们仍有一战之力。

2. 进展期前列腺癌治疗演变

进展期前列腺癌的最重要治疗方式就是内分泌治疗（去势治疗），它包括手术去势（也就是手术切除双侧睾丸）和药物去势（促性腺激素释放激素类似物或促性腺激素类似物拮抗剂两种药物）两类。其目的均是降低血液中睾酮的水平。降低患者睾酮的水平，可以遏制供给前列腺癌细胞的营养，达到治疗肿瘤的目的。在内分泌治疗早期，效果一般非常好，结果会令患者非常兴奋：PSA 降低，肿瘤缩小，症状消失。这个时候，患者往往再燃生之火焰，相信肿瘤细胞最终会被消灭。但非常遗憾的是，有些前列腺癌细胞并不依赖于睾酮，也就是内分泌非依赖性细胞，可能并不会受到内分泌治疗的影响。只有睾酮依赖的细胞被消灭，不能保证肿瘤会完全消退。不依赖于睾酮生长的前列腺癌细胞仍会我行我素，继续生长。所以这种治疗主要是控制前列腺癌的生长。

目前非内分泌治疗的主要方式仍然是化疗，它属于不分细胞好坏、一律打死的治疗，所以存在副作用。但也正是因为这种特性，它可以消灭更多活跃期的前列腺癌细胞，这样，在治疗后残存的肿瘤细胞可能会更少，从而获得更好的治疗效果。通过对很多应用过化疗的患者效果总结和对比，目前已经对一些转移很严重的转移性前列腺癌患者，在早期应用内分泌治疗的同时，就开始联合应用化疗，而不是像以往，仅在内分泌治疗失效后才应用化疗。此外，各类抗转移性前列腺癌的新药也在层出不穷地涌现，包括新型内分泌药物、放射性核素药物、免疫检查点抑制剂和靶向药物等：新型内分泌药物，能够在普通内分泌治疗的基础上，可以使睾酮降得更低（例如阿比特龙），或者是更强的抑制睾酮功能（例如恩扎卢胺或阿帕他胺等）；放射性核素治疗药物，例如镭 -223 或镥 -177，他们的作用是可以选择性地与前列腺癌细胞结合，并通过发射射线，破坏肿瘤细胞的 DNA，从而使细胞死亡；免疫检查点抑制剂，就是我们常说的神药"PD-1"抑制剂，对于小细胞神经内分泌癌和存在特殊基因突变（微卫星不稳定或修复错配基因缺陷）的患者或有奇效；目前针对前列腺癌的靶向药物是"聚 ADP 核糖聚合酶"抑制剂，像奥拉帕利等，他们可以通过阻止肿瘤细胞的 DNA 修复，从而使肿瘤细胞死亡，但仅仅是对同源重组修复基因缺陷的患者可能会有效。

治疗药物在不停地发展，所以只要坚持，我们就有机会。

3. 进展期前列腺癌患者日常生活的注意事项

可以通过调整饮食延缓前列腺癌进展吗？非常遗憾，如果已经发生了前列腺癌，改变饮食是不能够使已经形成的前列腺癌逆转的。但是通过减少脂肪的摄入和增加大豆类制品的摄入，可能会起到一定的遏制作用。另外，不要太快地降低体重，迅速降低 10% 以上的体重会使免疫系统功能降低，而免疫系统是自身防控肿瘤的重要机制。此外，在发生前列腺癌之后，患者一定要照顾好自己，需要强壮、心情开朗。

（一）内分泌治疗

1. 什么是内分泌治疗

一发现进展期前列腺癌，医生马上给患者打的针就属于内分泌治疗的一种。内分泌治疗，就是不给前列腺癌细胞营养。前列腺癌细胞需要雄激

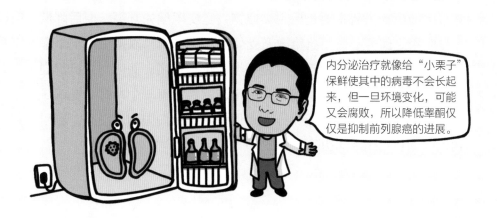

内分泌治疗就像给"小栗子"保鲜使其中的病毒不会长起来，但一旦环境变化，可能又会腐败，所以降低睾酮仅仅是抑制前列腺癌的进展。

素才能够生长和发展，就像植物需要肥料一样。如果雄激素水平降低，前列腺癌细胞就会萎缩，但是不会消失。植物缺乏肥料也不会死亡，它们活着只需要阳光和水。正常前列腺细胞和前列腺癌细胞在没有雄激素的情况下也可以存活。没有雄激素使前列腺癌的发展受到了挫折，但是几年后前列腺癌会卷土重来，缺乏雄激素并不是对前列腺癌的致命一击。实际上总有一些前列腺癌细胞并不受低雄激素的影响。

2. 如何进行内分泌治疗

内分泌治疗包括手术去势和药物去势。手术去势可以一劳永逸，而药物去势需要终身用药。去势后睾酮水平降低，会使 90% 的患者失去性功能。手术去势，就是切除双侧睾丸，仅需要在阴囊切一个小口，把睾丸挤出来，之后切断输精管和血管就可以。手术去势还有所谓的睾丸被膜下切除，就是在挤出睾丸后，把睾丸里面的内容物都去掉，也可以一劳永逸地降低睾酮水平。手术非常小，风险就是在切除睾丸后，由于阴囊组织像海绵一样，只要有出血，就不容易止住，从而造成血肿。切除睾丸虽然一劳永逸，但是可能会由于丢失睾丸而造成外形和心理上的负担。而且手术是不可逆的，睾丸一旦切除，就不可能再"安"回去。

药物去势，有两种方法。睾丸分泌雄激素是受大脑控制的，就像从单位开车回家。一种方式是因为堵车，无法让大脑控制睾丸分泌雄激素，叫类似物或激动剂，其作用是先使睾酮升高，而后降低；另一种方法就像戒严或设置路障，从而不让大脑的信号传导到睾丸，叫拮抗剂，它在初始就使睾酮水平降低。

3. 如何应用内分泌药物治疗

常用的药物去势主要是应用类似物，它使睾酮先升高，而后降低，所以在应用之前务必应用抗雄激素受体的药物一周，以避免由于睾酮水平短期增加而导致症状短期加重，这也就是常说的反跳作用。而应用拮抗剂则不需要避免这种反跳作用。用药需要持续，一般常用的药物有一个月打一针或 3~4 个月打一针。有一种泵，可以一年应用一次，但是目前我们国内还没有。应用药物进行内分泌治疗的费用比睾丸切除要高。

4. 为什么切除睾丸后仍然可以测到睾酮

去势后仍可检测到睾酮。这是因为肾上腺和前列腺癌细胞本身也可以产生雄激素，所以即使切除了睾丸，仍然可以测到体内有睾酮的存在。所以应用手术或是药物去势并不能使睾酮下降为零。

5. 雌激素也可以降低前列腺癌患者的睾酮水平，为什么现在不用了

只要每天应用 1mg 的己烯雌酚就可以达到切除睾丸的效果，从而治疗前列腺癌。但是即使应用很低剂量的己烯雌酚，也会使得患者心血管并发症发病率显著升高，使应用雌激素获得的抗前列腺癌益处被心脏病所抵消，从而目前并不推荐其作为前列腺癌的治疗方式。

6. 内分泌治疗的副作用

雄激素可以使男性更具有"男子气概"。而睾酮降低时，肌肉会萎缩，骨头会变得疏松，骨密度降低，更容易出现骨折。所以应用内分泌治疗的患者需要增加钙和维生素 D 的补充。双磷酸盐也可以保护骨骼，但是长期应用可能会有副作用。内分泌治疗的其他副作用还包括贫血（雄激素会促进骨髓的造血）、性欲和性功能丧失，一般不足 10% 的患者应用内分泌治疗后仍会保留性功能。对于老年人来说，睾酮对认知功能非常重要，低水平的睾酮会使记忆和认知出现问题。对于应用雄激素受体拮抗剂的患者，大约有 50%~70% 出现男性乳腺发育、增大、疼痛等，可以在治疗之前通过小剂量放疗预防。药物去势可能会使血脂升高，增加心血管并发症，所以有不适症状时需要及时寻找内科医生帮助。此外，内分泌治疗还会使人性格缓和、体重增加、身体乏力等。适当增加锻炼，可能会有所缓解。

7. 为什么内分泌治疗后 PSA 控制得很好，但会间断全身潮热

这些是应用内分泌治疗之后非常常见的副作用，可以出现在头面部、胸腹部，时间可以为几分钟或几个小时，潮热本身不会给人带来危害，但是会使人不适和烦躁。如何降低或消除这种现象仍不清楚。但是可以通过降低高热量食物的摄入、不喝热饮、不喝酒等来避免。

8. 什么时候开始内分泌治疗好

转移性前列腺癌是否早期就需要应用内分泌治疗，从而延缓疾病进展？答案既是也不是。内分泌治疗可以使 PSA 降低，从而使我们认为前列腺癌被治疗、进展被遏制。但实际上，时钟还在向前，在睾酮依赖的前列腺癌细胞萎缩同时睾酮非依赖细胞仍然存在，生长或暂时休眠。如果转移性前列腺癌患者存在骨转移、有骨痛，前列腺增大压迫引起肾积水或排尿困难，需要即刻开始应用内分泌治疗。在这种状态下，治疗可以使患者的生活质量显著改善，并保护身体避免被癌症进一步侵袭。如果是在前列腺癌根治术后或根治性放疗后出现 PSA 升高，而没有骨转移，或仅仅有一些淋巴结转移，一般也会建议患者早期应用内分泌治疗。

9. 内分泌治疗能够管用多长时间

治疗有效时间因人而异。一般来说，10% 的患者在半年内就会无效，10% 的患者可以维持到 10 年以上的有效性，而 80% 的患者维持在 6 个月到 10 年之间的有效性。中位有效时间 3 年，1/4 的患者生存大约为 5 年。决定治疗有效时间的主要是两个因素，第一个是激素依赖和非依赖前列腺癌细胞的比例，第二个就是肿瘤细胞生长的速度。但是非常遗憾。目前我们无法确定这两个指标。

10. 为什么应用药物治疗前列腺癌会失效

前列腺癌就像一个装满各色花朵的袋子，并不是所有的前列腺癌细胞都是一样的，用一种药物也不可能针对所有的前列腺癌细胞。只有外科手术可以一次性把这个袋子拿走，一旦肿瘤细胞逃出前列腺包膜，这种不同性质的前列腺癌细胞就成为药物治疗无法全部奏效的原因。

11. 什么是雄激素受体拮抗剂

雄激素必须通过前列腺癌细胞上的雄激素受体才能发挥其刺激前列腺癌细胞生长的作用。雄激素就像钥匙，雄激素受体就像锁。如果把锁孔封上，钥匙就无从发挥开锁的作用了。传统的雄激素受体拮抗剂是比卡鲁胺和氟他胺。一般在药物去势前应用，从而发挥抑制药物去势使得睾酮和症状反弹的作用。

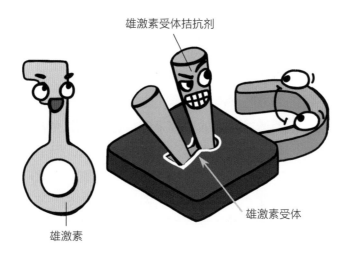

雄激素受体拮抗剂

雄激素受体

雄激素

12. **单纯应用雄激素受体拮抗剂治疗前列腺癌可行吗**

单纯应用雄激素受体拮抗剂，不会降低睾酮的水平，从而有可能保护性功能。但是实际研究发现，在单纯应用雄激素受体拮抗剂一年后，仅有 20% 的患者仍然可以保护性功能。另外，与去势相比较，每天应用 150mg 比卡鲁胺（一种抗雄激素药物），对于转移性前列腺癌患者的生存时间来说会有降低，所以不推荐单纯应用其治疗转移性前列腺癌。但是对于进展期无转移的患者可以尝试应用。

13. **传统的雄激素联合治疗**

雄激素联合治疗就是联合去势治疗和雄激素受体拮抗剂治疗。这个概念始于 20 世纪 30 年代，在 20 世纪 80 年代被讨论得最热烈。一个学者在一项小型研究中发现，联合两种方式治疗前列腺癌可以使患者获得更长的生存时间，但是这在很多欧美学者的研究中并没有得到证实。部分国内和日本的研究认为对于部分转移性前列腺癌患者应用这种治疗可能会获得生存获益。联用两者，前列腺癌患者出现 PSA 和症状进展时，可以立即停用雄激素受体拮抗剂，大约会有 40% 的患者出现 PSA 短暂的降低（3~4 个月）。这就是所谓的雄激素受体拮抗剂撤退治疗。另外需要注意的是，即使这类传统的雄激素阻断可以使患者获益，但同雄激素剥夺治疗（ADT）治疗一样，最终会失败。随着新型内分泌药物的出现，这种雄激素受体拮抗剂撤退治疗已经不再使用。

14. 应用内分泌治疗后，PSA 恢复极低的水平时，可以停药吗

因为应用内分泌等治疗可以使 PSA 正常、症状消失，但是雄激素水平降低后的副作用会使患者的生活质量降低，那么是否可以在患者 PSA 水平极低、症状消失的时候停用这类内分泌治疗，在 PSA 再升高或再出现症状的时候再用药治疗呢？通过目前的研究来看，这种间歇性内分泌治疗并不能够改善患者长期的生活质量，肿瘤生存时间虽然没有降低，但是由于内分泌治疗的间断应用，患者的心血管不良事件显著增高，反而增加了间歇应用内分泌治疗患者的死亡率。所以目前不建议间断使用内分泌治疗。

15. 新型内分泌治疗是什么意思

新型内分泌治疗就是传统内分泌治疗的升级版。目前这些新型内分泌治疗药物已经广泛地应用于进展期前列腺癌的治疗。例如传统的内分泌治疗是降低睾酮，而新型内分泌治疗可以在传统雄激素剥夺治疗（ADT）基础上使睾酮降得更低。代表药物是阿比特龙，它可以通过抑制睾酮的合成原料，从而使睾丸、肾上腺，乃至前列腺癌细胞中的睾酮降到几乎零的水平，从而达到更好的治疗效果。

如果把雄激素比喻成钥匙，雄激素受体比喻成锁。那么传统雄激素受体拮抗剂有时不能够完全堵住锁孔，而新型的雄激素受体拮抗剂可以把锁孔堵得更严密。例如目前的恩扎卢胺、阿帕他胺及达罗他胺，这些药物与雄激素受体结合的能力是传统雄激素受体拮抗剂的 10 倍，可以更好地阻断"锁"被打开，这样就可以更好地阻断雄激素的作用，从而治疗前列腺癌。

16. 应用内分泌治疗期间如何复查

应用任何内分泌治疗，无论感觉多好，PSA 降得多低，都需要严格地定期去看医生。内分泌治疗早期需要查得紧凑一些，之后逐步延长复查间隔时间。一般来说至少每 3~6 个月需要复查一次。复查的内容包括几项，首先是症状：需要告诉医生，是否有新发的疼痛、排尿困难，是否有血尿等可疑前列腺癌进展的临床表现；其次，有时需要进行前列腺检查，明确前列腺的质地和肿物是否有变化；最后是实验室和影像学检查，例如 PSA、血肌酐、乳酸脱氢酶和碱性磷酸酶等。

复查期间 PSA 应该持续处于不可检测水平，这是最好的，PSA 降得越低，持

续时间越长，治疗效果越好。在这种状态情况下，一般不需要进行影像学检查，因为大部分患者虽仍可检查出转移灶，但是治疗方式一般不会改变。一般在 PSA 升高半年以上，影像学检查才会发现进展。

17. 如果内分泌治疗期间 PSA 又升高了怎么办

PSA 升高不要慌，先再次复查 PSA，有的时候检查也会出错。所以严格的定义是每周复查、连续三次，每次检查 PSA 都升高上一次的 50% 以上才认为是 PSA 又升高。这个时候需要明确的是，单纯内分泌治疗是否已经尽到了其最大的治疗效果。先确定是否内分泌治疗有效，无论是手术去势还是药物去势，其目的都是降低血清中的睾酮水平。如果手术去势有残余睾丸组织或没有按时应用药物，睾酮水平都会没有达到去势水平。所以如果 PSA 升高而睾酮没有达到去势水平，需要通过充分降低睾酮水平来观察 PSA 是否可以继续降低并维持低水平。

但是如果睾酮在去势水平，就需进一步评估患者的症状或转移灶有没有进展，在同时出现症状进展或转移灶进展的情况下，一般需要在维持去势治疗的基础上，加用新型内分泌治疗或化疗等。目前更严格、更精准的治疗方法是在影像学检查发现新的转移灶后，对新发的转移灶进行二次穿刺活检，根据二次穿刺活检的组织病理和基因学检测结果，筛选合适的治疗方式或药物。

少数患者，在 PSA 正常的情况下也可以出现疾病进展，这种情况一般提示肿瘤出现神经内分泌分化，当有内脏转移或骨骼出现溶骨性转移时多见，此时，二次穿刺活检，再次病理检查，确定治疗方式是必须的。

18. 如果内分泌治疗不管用了，还需要继续应用吗

如果内分泌治疗不管用了，我们还要坚持内分泌治疗，在其基础上联合其他治疗方式。就像前面提到的，前列腺癌细胞在出生的时候就有很多样子，大部分可以通过内分泌治疗来控制，但是有一小撮极坏的分子是不依赖于睾酮生长的，而且有一部分依赖于睾酮的细胞可能会逐步出现对睾酮的不依赖现象，从而使内分泌治疗最终无效。但是不要忘了，这个时候，如果我们停用内分泌治疗，原来依赖于睾酮、内分泌治疗敏感的前列腺癌细胞还存在，他们又会增长起来，这个时候，疾病的进展会更迅速。在以往的研究中，发现对内分泌治疗无效后，不采用任何治疗的患者，疾病进展要远远快于单纯应用内分泌治疗的患者。

（二）传统内分泌治疗后的其他治疗方式

1. 化疗危害大吗

化疗在大多数患者的眼中是"妖魔鬼怪"，可以引起脱发、恶心、呕吐，可以让人痛不欲生，所以患者害怕接受化疗。但是有研究发现，对于晚期前列腺癌患者仅有3~4个月的生存时间，而且化疗可能并不能够逆转疾病的时候，应用化疗也能够让患者少受罪，舒服一些，提高一定的生活质量。

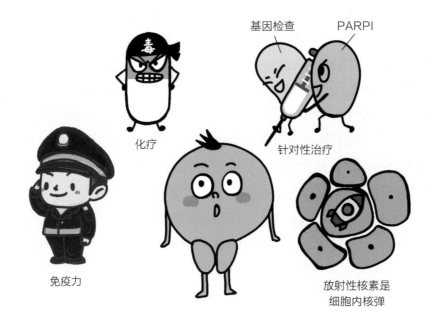

化疗

基因检查   PARPI

针对性治疗

免疫力

放射性核素是
细胞内核弹

化疗是应用细胞周期性和非细胞周期性化学药物杀伤活跃细胞的一种治疗方法，是目前治疗癌症的有效手段之一。无论采用什么途径给药（口服或静脉给药等），药物都会随着血液循环遍布全身的绝大部分器官和组织，对肿瘤细胞和特定的正常活跃细胞产生影响。其副作用主要是因为药物对正常细胞的影响。在应用化疗药物时有一个特点，如果药物剂量不够，无法杀伤肿瘤细胞，如果药物剂量过高，会直接对患者的生命造成影响。所以应用药物需要在一个"安全范围内"，此时出现的一些副作用是可控，而且是可以恢复的。例如脱发后可能又会长出新的黑头发，停药后骨髓抑制和肝功能等也可以恢复。所以化疗肯定有副作用，但是可控、可逆。

2. 前列腺癌怎么化疗

化疗不分细胞好坏，一律打死，所以存在副作用。但是也正是因为这种特性，它可以消灭更多活跃期的前列腺癌细胞，这样在治疗后残存的肿瘤细胞可能会更少，从而获得更好的治疗效果。在 20 世纪，我们认为前列腺癌是化疗不敏感的肿瘤，后来发现多西他赛，一种细胞微管形成抑制剂，可以治疗转移性前列腺癌，并使患者的生存时间延长。所以在经典的 TAX327 和 SWOG9916 研究后，把多西他赛作为前列腺癌内分泌治疗失效后的经典治疗。在之后十年，又有三项经典研究发现，在转移性前列腺癌内分泌治疗敏感的阶段早期使用多西他赛化疗，也会使患者的生存时间延长，所以将应用多西他赛的治疗阶段前移。这样，在整个转移性前列腺癌的阶段，均可以适时插入化疗，以使患者生存获益。

前列腺癌的化疗实施非常简单，一般是每三周应用一次化疗药物，如果身体不耐受，可以更换为每两周一次的小剂量用药，期间需要联合应用激素，以降低过敏反应。目前常规的药物是多西他赛和卡巴他赛。在前列腺癌存在神经内分泌分化成分的时候，一般会联合铂制剂，以期获得更好的作用。

化疗期间一定要注意严格检查血常规和肝肾功能等，并积极应用辅助的药物控制可能出现的副作用。而且有任何不舒服一定要早些和医生沟通，不要忍，目前通过早期处理，副作用大都可以控制。

3. 前列腺癌的免疫治疗

免疫是人体的一种生理功能，人体依靠这种功能识别"自己"和"非己"成分，从而破坏和排斥进入人体的抗原物质（如病菌等），或人体本身所产生的损伤细胞和肿瘤细胞等，以维持人体的健康。简单地说，免疫就是身体内的一支特种部队，他对于贴上标签的坏分子有着监督、抓捕及处理的能力。正常成年人体内，一般都有着上亿的抗体（也就是标签），我们的身体可以通过免疫系统识别非己成分并贴上标签，将其清除。发生肿瘤（如前列腺癌）的时候，肿瘤可以伪装成正常细胞或降低身体免疫功能，使免疫系统无法识别、杀伤并及时清除体内突变细胞。

对内分泌治疗失败后的转移性前列腺癌，目前最肯定的免疫治疗是 Sipuleucel-T，它是一种自体疫苗，其制备需抽取患者外周血分离出树突状细胞（一种免疫中的抗原递呈细胞），分离的树突状细胞在体外用 PAP-GM-CSF（PAP- 前列腺酸性磷酸酶，PAP 在 95% 的前列腺癌细胞中表达，GM-CSF 是粒细胞 - 巨噬细胞集落刺激因子）融合蛋白激活后回输，产生针对 PAP 的主动免疫反应，杀伤前列腺癌细胞。可以理解为把前列腺癌的标签贴在体外让免疫细胞识别，并增强免疫细胞的功能，这样使其杀伤前列腺癌细胞，从而使患者的生存时间延长。但是用这个药治疗前列腺癌的时候，患者的 PSA 并不会降低，所以不能通过 PSA 的变化水平评估该药的效果。

其他的免疫药物还包括免疫检查点抑制剂，它通过抑制肿瘤细胞或淋巴细胞表面的 PD-L1、PD-1 或 CTLA4，从而达到激活肿瘤浸润性淋巴细胞的作用，起到杀伤前列腺癌细胞的作用。但非常遗憾的是，除了对特定的基因类型（微卫星不稳定或错配修复基因缺陷），这类药物有较好的效果，对其他内分泌治疗失败后的转移性前列腺癌来说，目前单用这类药物效果并不肯定。前列腺癌好像是免疫治疗的荒漠，一般只有在前列腺癌末期，多线治疗无效后，往往才选用其他药物联合免疫检查点抑制剂的方式。

4. 基因检测对前列腺癌诊治的帮助

10%~15% 的前列腺癌患者可能受遗传因素影响。同源重组修复基因（*BRAC1*、*BRAC2*、*ATM*、*CHEK2*、*PALB2* 等）、错配修复基因（*MLH1*、*MSH2*、*MSH6*、*PMS2* 等）和 *HOXB13* 等在内的单基因都可能与遗传性前列腺癌相关，具有确定致病基因突变的家系中，遗传因素致病权重甚至超过 40%。如果一级亲属患有前列腺癌或本人患有其他恶性肿瘤，特别是可疑患有遗传性肿瘤综合征，如遗传性卵巢癌乳腺癌综合征、Lynch 综合征等（与 HRRs、MMRs 的胚系突变有关），本人前列腺癌发病风险会明显升高。因此，具有前列腺癌或其他恶性肿瘤，特别是具有遗传性肿瘤综合征家族史或个人史的"健康"人群，需进行遗传咨询，必要时基因检测以明确是否携带致病性的胚系突变基因，对前述基因突变检测阳性的人群，由于前列腺癌发病风险更高，并且初始治疗失败和肿瘤相关死亡风险会更高（如 *BRAC2* 的胚系突变使患前列腺癌风险增加 4.7~8.6 倍，发病年龄更低、预后更差），需要更早（如 45 岁）和应用更低的 PSA 阈值（如 PSA>3ng/ml）进行筛查（IMPACT 研究），以便早期发现和治疗。

对于转移性前列腺癌来说，通过基因检测，可能可以筛选药物治疗的方式，并可用于内分泌治疗失败阶段预后的判断。例如，同源重组修复基因的缺陷在内分泌治疗失败的患者中约占 25%，其对铂类化疗、PARP 抑制剂的药物反应可能会好，而错配修复基因的突变比例稍低，具有高度微卫星不稳定或错配修复基因缺陷的患者，对免疫检查点抑制剂疗效可能会好，而化疗效果可能不佳。此外，*RB1*、*PTEN* 和 *TP53* 等突变与患者对新型内分泌治疗药物疗效欠佳有关，这些常见的突变基因并没有合适的药物进行针对性的治疗，而仅是对于预后的判断标志物。

接受基因检测的时候需要注意以下几点：①一定要将血液和前列腺癌组织共同进行基因检测，血液的基因检测一般可以确定前列腺癌是否有遗传性，而组织的基因检测主要是帮助指导治疗；②对于内分泌治疗失败后的患者，进行基因检测的时候，最好应用的是肿瘤进展时转移灶的组织，这样对治疗的帮助更大，应用以前穿刺活检组织进行基因检测，其结果可能与目前的转移灶不同，从而对治疗帮助不大；③检测的基因可以分为对目前现有治疗有指导意义的基因、对预测预后有帮助的基因，以及发现今后对指导治疗和评估预后的基因，具体应用，需要请医生帮患者分析。

5. PARP 抑制剂治疗前列腺癌

DNA 就是脱氧核糖核酸，是细胞的遗传物质，在人身体细胞传代过程中，DNA 总会发生这样或那样的损伤，这样就需要很多酶去帮助修复 DNA，使细胞的传代继续下去。而 PARP，多聚 ADP 核糖聚合酶，是一种 DNA 修复过程中关键的酶，可以对 DNA 损伤应答，起到调控细胞凋亡和维持基因组稳定的作用。如果患者有同源重组修复基因缺陷（如 *BRAC2*、*ATM* 等），抑制 PARP，就会使肿瘤细胞 DNA 的单键断裂累积，最终导致肿瘤细胞的 DNA 损伤无法修复，导致细胞无法传代而死亡，达到治疗前列腺癌的目的。此外，PARP 抑制剂通过抑制肿瘤细胞 DNA 损伤修复、促进肿瘤细胞发生凋亡，从而可以增强放疗、化疗及免疫检查点抑制剂的疗效。这个药目前在卵巢癌、乳腺癌及前列腺癌中均已获批适应证，但是在应用之前最好进行基因检测，存在同源重组修复基因缺陷时应用该类药物的有效性会显著增高。需要注意的是，在应用这类药物的过程中，可能会出现造血系统的问题，例如顽固性的血色素降低等，所以在应用期间一定要坚持进行血常规的监测。

6. 前列腺癌的放射性核素治疗

放射性核素治疗涉及物理的基本知识：元素的原子由原子核和电子构成，而原子核又由质子和中子组成。同种元素具有相同的质子数，但可以有不同的中子数，这种具有相同的质子数而具有不同的中子数的元素叫同位素。其中有一些同位素的原子核能自发地发射出粒子或射线，释放出一定的能量，同时质子数或中子数发生变化，从而转变成另一种元素的原子核。元素的这种特性叫放射性，这样的过程叫放射性衰变，这些元素叫放射性元素。具有放射性的同位素叫放射性同位素。发生放射性衰变的元素称为母体，由放射性衰变形成的元素称为子体。放射性元素在放出 α、β、γ 等射线后，会转变成稳定的原子。居里夫人发现的镭就是一种放射性元素。放射性同位素技术已经广泛用于多种领域。同样应用于前列腺癌的治疗。

最经典的有锶 -89、钐 -153、镭 -223、镥 -177 等，随着实践的应用，由于锶 -89 和钐 -153 仅具有缓解骨痛的作用，而不能延长患者的寿命，并且可能造成严重的骨髓抑制，所以目前已较少用于临床。而镭 -223，由于其与钙是同族元素，可以替代前列腺癌成骨转移过程中的羟基磷灰石成分，所以可以有效地向代谢活跃、具有癌细胞的骨转移巢中聚集。另外，它是 α 粒子辐射放射性药物，在其衰变过程中，95% 的衰变能以 α 粒子形式释放出，这一点与 β 粒子放射治疗药物不同。α 射线在体内的穿透力不足 1mm，但是能量集中，可以使细胞的 DNA 出现双链断裂。这样就可以达到治疗前列腺癌骨转移的目的。目前是骨转移去势抵抗前列腺癌患者的规范化治疗之一。镥 -177 主要释放 β 射线和少量 γ 射线，一般是将它绑在前列腺特异膜抗原（PSMA，是前列腺癌细胞表面的一种特异性物质）上，这样这种放射性核素就可以认清前列腺癌细胞，从而在前列腺癌的位置发射射线、杀死癌细胞。

7. 放射性核素治疗后 PSA 没有降低是没有效果吗

放射性核素治疗后一般并不以 PSA 是否降低而评估其疗效。我们一般是通过肿瘤标志物、患者的症状及影像学检测结果评估前列腺癌治疗后的效果。放射性核素治疗一般 PSA 并不降低，如果症状好转或影像学改变，则说明其治疗有效。应用镭 -223 治疗后，还可以用骨转移肿瘤标志物（例如骨特异性碱性磷酸酶或尿氮端肽）的降低评估效果，镥 -177 治疗后则是应用 PSMA 标记的 PETCT 影像来进行评估治疗有效。

（三）晚期并发症的处理

1. 疼痛！如何处理

疼痛在不同时候的处理方式是不同的。平常生活中，我们对造成疼痛的原因会去躲避，所以疼痛是具有保护性的。但是终末期癌症的时候，由于肿瘤局部进展等原因，可能会出现不同程度的疼痛，患者可能无法躲避明知道的肿瘤。在肿瘤早期，通过治疗，肿瘤控制后就可以控制疼痛。但是在内分泌治疗失效以后，对前列腺癌的控制会越来越难，所以在前列腺癌终末期，全身用药不足以控制肿瘤进展，造成疼痛的时候，我们会对疼痛进行单纯的治疗。首先需要患者自己发现疼痛在什么情况下会加重或者减轻，如果是活动后加重，就需要限制活动，如果有特殊的体位，则需要避免。其次是镇痛药物，镇痛药有效果弱的、有效果强的，我们需要逐步提高镇痛药的效果。在终末期时，患者生存时间有限，而且疼痛会造成焦虑、烦躁、饮食降低、活动受限和睡眠不佳等，又会严重影响患者的生活质量和生存时间，所以应用镇痛药的时候不要过多担心镇痛药的副作用。最后，局部放疗。放疗往往对局部的疼痛有效，但是这个时候的放疗一般无法延长生存时间。

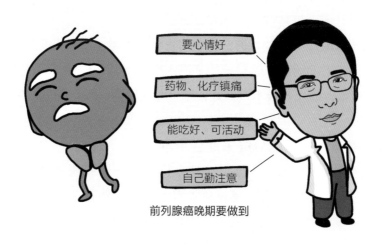

前列腺癌晚期要做到

2. 骨骼保护的重要性

前列腺癌患者高龄居多，骨骼基础情况本身不佳；在转移性前列腺癌开始应用内分泌治疗后，骨质疏松会进一步加重；前列腺最多见的转移部位在骨骼，骨转移的部位骨结构不良，也容易发生骨折；老年人行动不便，误跌倒情况多见。综合以上因素，前列腺癌患者骨相关不良事件多（疼痛、骨折、活动不便、脊髓压迫等），所以需要积极保护骨健康，避免发生相关不良事件。一般前列腺癌患者在开始应用内分泌治疗后，要适当活动，适度晒晒太阳，补充一些钙或维生素 D_3。也可以应用地舒单抗（每半年一次），避免骨质疏松。而对于内分泌治疗无效的转移性前列腺癌患者，可以应用地舒单抗或唑来膦酸，因为这两种药物应用两年或三年以上，可能会发生下颌骨坏死，所以一般不在内分泌治疗敏感阶段应用。

3. 脊髓压迫和骨折

前列腺癌多发骨转移、多发中轴骨转移，也就是骨盆和脊柱。如果脊柱前列腺癌转移，可以直接压迫脊髓，或者由于骨折后压迫脊髓而产生相应症状，这种情况下需要积极治疗和预防。一般在出现脊髓压迫前，会先出现下肢麻木、行走无力或感觉不好、排大便费力，或者排小便费力、残余尿增多。在出现这些症状时积极进行磁共振检查、治疗，可能会避免出现更严重的神经受损，但是可能仅仅起到部分作用。如果已经出现，在早期 48 小时内一定要积极使用激素，这样可以减轻脊髓的水肿，从而减轻症状；进而进行磁共振脊椎检查，请骨科医生帮助治疗，或者进行放疗，来稳定症状。

如果是四肢骨或髋部出现骨折，可以请骨科医生帮忙做一些保护或固定，以期缓解疼痛和保持患者的活动。但是总体来说，对于出现病理性骨折或脊髓压迫这类的骨相关不良症状，治疗效果不是太好，尽可能在早期干预，降低发生可能为佳。

4. 排尿困难在前列腺癌终末期会出现

患者排尿时间延长、需要肚子使劲后才能排尿或尿后滴滴答答，总排不干净。这个时候如果检测残余尿增多或同时伴有上尿路积水，一定要积极处理。最简单的是留置导尿管或进行耻骨上膀胱造瘘（在小肚子上打个眼，直接把导尿管从肚子上放到膀胱），但是这样患者会长期带尿管，会不舒服。替代的方法可以是间断自己导尿，就是在清洁的情况下，让患者自己把尿管从尿道插进去，需要患者可以自主活动与配合。另外也可以进行经尿道前列腺电切术（TUR-P），把前列腺癌堵上的尿道切宽了，重新使患者自行排尿，但是对于晚期患者需要评估其是否可以耐受手术。

5. 便秘如何处理

晚期患者因为局部压迫或服用阿片类药物，都会导致便秘。这个时候在饮食上需要多增加膳食纤维、多喝一些果蔬汁。另外适当应用缓泻药物，保证 2~3 天有一次大便就好。不必天天都有。

6. 如何照顾晚期前列腺癌患者

晚期前列腺癌患者，乃至家庭成员都可能有不同程度的焦虑，需要充分正视疾病的自然发展过程，适当寻求心理医生的帮助可能也是必要的。对于大多数患者来说，保证良好的心态，是一切治疗和良好生活的前提。作为患者，一定要好好吃饭，对控制前列腺癌有帮助的食物可以适量增加，但最重要的是均衡膳食和营养，在这个过程中也要注意控制体重在正常的范围；好好锻炼，有研究发现，晚期癌症患者规律锻炼可以延长生存时间，锻炼的时候自身会产生一些良好的内分泌改变，让心情愉悦、饮食增加，从而更好地抵抗癌症；生活规律、注意休息。

每个人都是自己最好的医生。例如每天都可以注意自己主要的生命体征，血压、心率、呼吸等，是否有变化。其次自己可以向自己提问，例如：今天感觉好不好，是因为什么感觉不好，可否改善？这样有助于找到疾病进展的节点，积极治疗，也有助于发现引起自身不适的原因，从而趋利避害。

（张宁　焦守恕）

图书在版编目（CIP）数据

前列腺癌 / 张宁主编 . —北京：人民卫生出版社，
2022.10
（肿瘤科普百科丛书）
ISBN 978-7-117-33215-6

I. ①前… II. ①张… III. ①前列腺疾病－癌－普及
读物 IV. ①R737.25-49

中国版本图书馆 CIP 数据核字（2022）第 102109 号

人卫智网　www.ipmph.com　医学教育、学术、考试、健康，
　　　　　　　　　　　　　购书智慧智能综合服务平台
人卫官网　www.pmph.com　人卫官方资讯发布平台

肿瘤科普百科丛书——前列腺癌
Zhongliu Kepu Baike Congshu——Qianliexian'ai

主　　编　张　宁
出版发行　人民卫生出版社（中继线 010-59780011）
地　　址　北京市朝阳区潘家园南里 19 号
邮　　编　100021
E - mail　pmph @ pmph.com
购书热线　010-59787592　010-59787584　010-65264830
印　　刷　北京顶佳世纪印刷有限公司
经　　销　新华书店
开　　本　787×1092　1/16　　印张：10.5
字　　数　182 千字
版　　次　2022 年 10 月第 1 版
印　　次　2022 年 11 月第 1 次印刷
标准书号　ISBN 978-7-117-33215-6
定　　价　55.00 元

打击盗版举报电话：010-59787491　E-mail：WQ @ pmph.com
质量问题联系电话：010-59787234　E-mail：zhiliang @ pmph.com
数字融合服务电话：4001118166　　E-mail：zengzhi @ pmph.com